AF452796

LA
COLIQUE VÉSICULAIRE

PAR

Docteur Gaston PARTURIER

DE LA FACULTÉ DE MÉDECINE DE PARIS

INTERNE DES HOPITAUX

STAGIAIRE DE L'ACADÉMIE DE MÉDECINE AUX EAUX MINÉRALES

LAURÉAT DE L'ACADÉMIE DE MÉDECINE (PRIX LAVAL 1909)

ANCIEN MONITEUR DE TUBAGE ET DE TRACHÉOTOMIE À LA FACULTÉ

MÉDAILLE DES ÉPIDÉMIES (DIPHTÉRIE)

SECRÉTAIRE DE LA SOCIÉTÉ D'HYDROLOGIE MÉDICALE DE PARIS

PARIS

A. MALOINE, ÉDITEUR

25-27, RUE DE L'ÉCOLE-DE-MÉDECINE, 25-27

—

910

LA

COLIQUE VÉSICULAIRE

LA
COLIQUE VÉSICULAIRE

PAR

Docteur Gaston PARTURIER

DE LA FACULTÉ DE MÉDECINE DE PARIS
INTERNE DES HOPITAUX
STAGIAIRE DE L'ACADÉMIE DE MÉDECINE AUX EAUX MINÉRALES
LAURÉAT DE L'ACADÉMIE DE MÉDECINE (PRIX LAVAL 1909)
ANCIEN MONITEUR DE TUBAGE ET DE TRACHÉOTOMIE A LA FACULTÉ
MÉDAILLE DES ÉPIDÉMIES (DIPHTÉRIE)
SECRÉTAIRE DE LA SOCIÉTÉ D'HYDROLOGIE MÉDICALE DE PARIS

PARIS
A. MALOINE, ÉDITEUR
25-27, RUE DE L'ÉCOLE-DE-MÉDECINE, 25-27

1910

DU MÊME AUTEUR

Le traitement du muguet par les attouchements avec une solution faible de sels de mercure. *Presse médicale*, 11 novembre 1905.

Un nouveau signe dans la sciatique, en collaboration avec M. MOUTARD MARTIN, *Soc. méd. des Hôpitaux*, 25 janvier 1907.

Sarcome de la surrénale, en collaboration avec M. BRAULT. *Soc. anatomique*, 10 mai 1907.

Dilatation extrême de l oreillette droite dans un cas de rétrécissement mitral. *Soc. anatomique*, 14 février 1908.

Luxation ancienne du coude avec hyperostoses. *Soc. anatomique*, 27 mars 1908.

Sur un cas de granulie méningée avec polynucléose et bacillose abondante du liquide céphalo-rachidien, en collaboration avec M. RIBIERRE. *Progrès médical*, 23 mai 1908.

Un cas de rachitisme congénital, en collaboration avec M. MÉRY. *Soc. de Pédiatrie*, 20 octobre 1908.

Méningite à pneumocoques chez un enfant convalescent de diphtérie, en collaboration avec M. MÉRY. *Soc. méd. des Hôpitaux*, 13 novembre 1908.

Cuti-réaction dans la diphtérie, en collaboration avec M. LEMAIRE. *Soc. de Pédiatrie*, 17 novembre 1908.

Un cas particulier de rétrécissement mitral, en collaboration avec M. MÉRY. *Soc. de Pédiatrie*, 15 décembre 1908.

Hypertrophie du thymus avec un nouveau signe de cette affection, en collaboration avec M. MÉRY. *Soc. de Pédiatrie*, 16 février 1909.

Sérothérapie antidiphtérique à doses massives, en collaboration avec MM. MÉRY et WEILL. *Soc. méd. des Hôpitaux*, 3 mai 1909.

Sérothérapie intensive dans le traitement des angines graves et des paralysies diphtériques, en collaboration avec MM. MÉRY et WEILL, *Archives de médecine des enfants*, t. XII, n° 9, septembre 1909.

Sérothérapie intensive dans la diphtérie, avec MM. Méry et Weill. *Bulletin médical*, 1909, p. 405.

Recherche de substances glycolytiques dans le sérum des cancéreux, avec M. Weinberg, mentionné dans *Bulletin de l'Institut Pasteur*, 15 avril 1910.

Note sur les Rapports de la vésicule biliaire, en collaboration avec le professeur Gilbert. *Soc. Biologie*, 23 avril 1910.

Rapport présenté à l'Académie de Médecine sur Karlsbad et Vichy, 1908-1909.

Rapport présenté à l'Académie de Médecine sur Châtel-Guyon et Homburg (à l'impression).

Rapport présenté à l'Académie de Médecine sur Wildüngeu et les stations sulfatées calciques des Vosges (à l'impression).

Injection intra-péritonéale de quelques eaux minérales. *Annales de la Société d'Hydrologie*, 15 février 1910.

Fonctionnement de l'intestin dans les cures alcalines. Rapport au Congrès International de Physiothérapie, 29 mars-2 avril 1910.

La vie dans les villes d'eau. *Annales d'Hygiène*, avril 1910.

Hygiène des villes d'eau. *Annales d'Hygiène*, mai 1910.

Ussat-les-Bains (Ariège), *Gazette des Eaux*, 1er mai 1909, p. 193-196.

Notes historiques sur Carlsbad et Vichy, *Gazette des Eaux*, 22 mai 1909, p. 229-231.

Saint-Amand-les-Eaux, *Gazette des Eaux*, 5 juin 1909, p. 253-256, 277-279, 289-293.

Établissements thermaux à Carlsbad et à Vichy, *Gazette des Eaux*, 17 juillet 1909, 326-328.

Conditions de développement des stations thermales et le projet de loi sur la Cure-Taxe, en collaboration avec M. Sauvage, *Gazette des Eaux*, 27 juillet 1909, p. 337-338, 349-350.

Questions des régimes et de l'hygiène à Carlsbad et à Vichy, *Gazette des Eaux*, 7 août 1905, p. 361-363.

Établissements thermaux, Châtel-Guyon, Homburg, Montecatini, *Gazette des Eaux*, 14 août 1905, p. 373-374, 385-386.

Notes historiques sur Châtel-Guyon, Homburg et Montecatini, *Gazette des Eaux*, 2 octobre 1905, p. 457-458.

Les sources de Carlsbad et de Vichy, *Gazette des Eaux*, 9 octobre 1905, p. 169-172, 481-483.

A LA MÉMOIRE DE MON PÈRE

A MA MÈRE

*J'offre ce faible témoignage de respectueuse affection
et de vénération.*

A MES FRÈRES

A MA SŒUR

A M. LE PROFESSEUR GILBERT

MON PRÉSIDENT DE THÈSE

*que j'ai eu le grand honneur d'avoir pour maître à
toutes les étapes de mes études.*

Stage — Externat — Internat

A MES AUTRES MAITRES DANS LES HÔPITAUX

Stage bénévole.

MM. TROISIER, PARMENTIER, QUÉNU,
NÉLATON

Externat.

MM. LEGUEU, Professeur GAUCHER

Internat.

MM. MARFAN, VARIOT, MOUTARD-MARTIN,
Professeur THOINOT, MÉRY,
Professeur DEBOVE

A MES MAITRES DANS LES LABORATOIRES

M. Le Professeur CORNIL (*in memoriam*)
MM. BRAULT, LETULLE

A M. LE PROFESSEUR POZZI

M. le Dr ROUX, M. DELEZENNE qui veut bien depuis
quatre ans m'accueillir dans son beau laboratoire de
physiologie, M. DUJARDIN-BEAUMETZ, M. J. BI-
NOT (*in memoriam*).

Professeur A. GAUTIER, Dr HANRIOT qui m'a cons-
tamment assisté de ses précieux conseils, D^r LAI-
GNEL-LAVASTINE, Professeur LANDOUZY, Pro-
fesseur MOUREU, Professeur ROBIN, M. DELAT-
TRE.

A MM. LES Drs BEZANÇON, CARNOT, CASTAI-
GNE, DEMELIN, DEMOULIN, GARNIER, GOS-
SET, GUILLAIN, JOUSSET, MARCEL LABBÉ,
LENORMANT, LEREBOULLET, MICHAUX, MI-
LIAN, PAPILLON, RATHERY, RIBIERRE, SI-
CARD.

LA

COLIQUE VÉSICULAIRE

CHAPITRE PREMIER

Historique et Proposition

L'histoire de la colique vésiculaire commence en 1898 (1) et comprend une série de travaux publiés sur la question par le professeur Gilbert seul ou en collaboration avec ses élèves.

Auparavant on ne trouve dans la littérature que des observations de formes anormales de colique hépatique dans lesquelles on peut aujourd'hui reconnaître les éléments épars du syndrome décrit par notre maître.

Nous diviserons donc notre historique en deux périodes l'une avant l'autre après cette date de 1898 où parut la première description de la colique vésiculaire.

§ 1. — **Première période.**

Les auteurs signalent des anomalies dans la colique hépatique :

1° *Absence d'ictère.* — J'ai connu un malade, dit

1. Article de MM. Gilbert et Fournier, *in* Brouardel et Gilbert. T. V, p. 183.

Trousseau (1), qui pendant plus de quatre ans a eu des coliques qui n'ont jamais été suivies d'ictère.

Dans le cours de la cinquième année les accidents sont devenus plus graves, l'ictère est apparu, et la maladie s'est terminée par l'expulsion d'un calcul unique, olivaire, dont le plus grand diamètre avait 2 centimètres.

Fauconneau-Dufresne (2) : « L'apparition de l'ictère est loin d'être constante. »

2° *Tumeur vésiculaire*. — Jean-Louis Petit, dans les *Mémoires de l'Académie Royale de Chirurgie*, publie des « Remarques sur les tumeurs formées par la bile retenue dans la vésicule du fiel et qu'on a souvent prises pour des abcès du foie ».

Beaucoup de ses observations ont trait à n'en pas douter à des cas d'hydropisie vésiculaire par calcul enchatonné dans le cystique.

Après J.-L. Petit de nombreux auteurs se préoccupent du traitement des tumeurs formées par la vésicule biliaire distendue.

Tous ceux qui écrivent sur la lithiase biliaire, connaissent l'hydropisie vésiculaire.

Trousseau en décrit les signes dans ses *Cliniques* (3) et en donne une observation des plus nettes (4) : celle

---

1. Trousseau. *Cliniques de l'Hôtel-Dieu*, III, p. 238.

2. Fauconneau-Dufresne. *Maladies du foie et du pancréas*, 1856, p. 321. Voir aussi, page 316, les symptômes des calculs dans la vésicule.

3. T. III, p. 241.

4. T. III, p. 244.

d'un homme atteint de coliques hépatiques, puis d'hydropisie vésiculaire. On applique trois cautères par la fistule ainsi produite, des mucosités teintées de bile s'évacuent et une douzaine de calculs dont plusieurs gros comme l'extrémité du petit doigt.

Willemin de Vichy étudie avec soin la *distension de la vésicule* (1) dans les prodromes de la colique hépatique. La plupart des observations qu'il cite rappellent bien le syndrome vésiculaire.

Dans un autre chapitre (2) il décrit à part l'hydropisie vésiculaire d'origine calculeuse.

« L'oblitération du col de la vésicule, écrit Frerichs (3), entraîne à sa suite le genre de lésions que nous avons décrit sous le nom d'hydropisie de la vésicule biliaire» (p. 822).

P. 824 : « Lorsque les calculs du canal cystique sont enclavés, il survient des douleurs qui siègent sur le bord du foie, à l'épigastre... Ces douleurs s'étendent quelquefois aux deux hypochondres, s'irradient vers le dos, l'épaule droite, etc.

« A l'examen... on arrive souvent à limiter par la palpation les contours de la vésicule distendue. »

P. 841 : L'observation CLI est un cas très net de colique vésiculaire : douleurs violentes et périodiques dans la région du foie, en même temps nausées et *légère*

1. Willemin. *Coliques hépatiques et leur traitement aux eaux de Vichy*, 1870.
2. P. 181.
3. Frerichs. *Traité pratique des maladies du foie.* Traduction de Duménil et Pellagot, 1865.

teinte ictérique. *Vésicule tuméfiée* et sensible à la pression, paroxysmes violents dont la durée est courte et qui ne sont accompagnés ni d'un redoublement de l'ictère, ni de l'expulsion de calculs. Ensemble symptomatique que l'auteur interprète : « Obstruction persistante du col vésiculaire par un concrément. »

3° *Répétition fréquente des crises.* — Willemin publie un certain nombre de cas (notamment ses 43ᵉ et 44ᵉ observations) qui sont de véritables coliques vésiculaires (l'ictère ne fut jamais très prononcé dans la 43ᵉ, les calculs ne furent pas trouvés dans les selles, observation 44).

4° *Absence de calculs dans les matières fécales.* — Trousseau, pour faire le diagnostic de coliques hépatiques, exigeait la constatation du calcul dans les selles. « Cette recherche, ajoutait-il, doit être continuée quatre ou cinq jours encore après la cessation des coliques (1). »

L'exagération de cette règle lui fit méconnaître la colique vésiculaire dont il avait noté pourtant certaines formes (2).

§ 2. — Deuxième période.

Le professeur Gilbert isole nettement le syndrome vésiculaire de la colique hépatique. Dès 1898, il en donna une description concise (3) qu'il développe en 1900 dans

1. *Cliniques*, III, p. 230.
2. III, p. 236.
3. *Traité de Brouardel et Gilbert*, t. V. Article de Gilbert et Fournier sur la lithiase biliaire, p. 183.

un rapport du Congrès de médecine (1). Il en parut une étude magistrale en 1906 dans la *Presse médicale* (2).

Enfin quelques détails du traitement y furent ajoutés dans le Rapport qu'au Congrès de Genève de 1908 MM. Gilbert, Carnot et Jomier présentèrent sur le traitement médical de la lithiase biliaire et dans les *Maladies du foie et leur traitement* publié par les élèves du professeur Gilbert sous la direction de leur maître.

La colique vésiculaire est maintenant une forme bien définie et bien connue de la colique hépatique. Elle est d'une observation courante. Aussi n'avons-nous la prétention, en rassemblant les éléments de son histoire, que de préciser certains points particuliers.

C'est ainsi que nos recherches personnelles ont pu porter :

1° Sur la symptomatologie, dans laquelle notre maître nous a fait remarquer un signe nouveau : l'atténuation de la douleur par le décubitus ventral ;

2° Sur l'anatomie pathologique, nous avons cherché notamment à préciser la disposition des calculs ;

3° Sur la physiologie pathologique, nous avons étudié le mode de contraction de la vésicule et les réflexes dont elle est le point de départ sur le foie. De même nous avons tenté d'observer la sécrétion de la vésicule biliaire ;

4° Enfin sur les éléments de diagnostic en examinant sur des vésicules injectées leur forme, leur mobilité et surtout leur situation par rapport au bord antérieur du foie.

1. Congrès de médecine, 1900. *Rapport sur le traitement de la Lithiase Biliaire*, par MM. Gilbert et Fournier.

2. *Presse médicale*, 1906. Article du professeur Gilbert, p. 725

CHAPITRE II

Étiologie

L'étiologie de la colique vésiculaire comporte trois facteurs :

1° D'abord la production de la lithiase biliaire sur laquelle nous n'avons pas à insister dans ce travail;

2° La formation de gros calculs dans la vésicule ;

3° Le réveil à un moment donné de la sensibilité et de la contractilité de la vésicule.

a) *La formation de calculs volumineux*. — Pourquoi certaines vésicules ne possèdent-elles que de petits calculs susceptibles d'être éliminés par le cystique? Pourquoi dans d'autres vésicules le volume des calculs deviendra-t-il tel qu'il s'opposera à leur migration ?

Peut-être peut-on chercher une explication de ces différences dans la tolérance plus ou moins grande de la vésicule : une vésicule irritable expulsera ses calculs très rapidement après leur formation : petits calculs, colique hépatique classique.

Dans une vésicule moins sensible, moins infectée

peut-être (1), où deux ou trois calculs auront suffi à englober les deux ou trois centres d'inflammations, l'infection vaincue par le processus lithogène, la muqueuse reprend son état normal et devient *tolérante* aux calculs, ce qui explique le nombre si grand d'individus qui meurent la vésicule bourrée de cailloux sans avoir ressenti aucune colique (2).

b) *Réveil de la sensibilité vésiculaire.* — Mais certaines circonstances, un traumatisme direct ou indirect, un refroidissement, une influence psychique, une indigestion, en provoquant une brusque contraction de la vésicule sur les calculs, font jouer à ceux-ci leur rôle de corps étrangers, la muqueuse s'irrite de leur contact brutal et des mouvements péristaltiques nés d'un réflexe tendent à leur expulsion.

Cette production de calculs volumineux et cette réaction vésiculaire sont, comme la lithiase elle-même, réglées par l'hérédité.

1. MM. Gilbert et Dominici. Soc. de Biologie, 16 juin 1894. La lithiase biliaire est-elle de nature microbienne ?

Gilbert et Fournier. Soc. de Biologie, 30 octobre 1897. Lithiase biliaire expérimentale.

Gilbert et Fournier *P. M.*, 14 mai 1898. Pathogénie de la lithiase biliaire.

« Dans notre conception, dit le professeur Gilbert (*Notice sur les titres et travaux scientifiques*, 1901, p. 97), les calculs représentent un moyen de défense comparable à la thrombose, moyen de défense ayant pour but et pour effet l'englobement de l'agent nocif ».

2. Nous verrons que le syndrome peut aussi se réaliser avec de petits calculs et même une bile simplement sableuse.

« L'hérédité, dit le professeur Gilbert, peut régenter jusqu'au volume des concrétions pathologiques (1). »

« Non seulement la lithiase biliaire est héréditaire, mais encore elle est habituellement transmissible dans son expression clinique atavique, si bien qu'un sujet issu de parents affectés de colique vésiculaire, s'il est atteint de lithiase biliaire, offrira le plus souvent lui-même des coliques de même type (2).

Nous avons cherché à nous rendre compte de la *fréquence* de la colique vésiculaire : fréquence absolue d'une part, et d'autre part fréquence relative à celle de la colique hépatique classique. Cette statistique n'a pu être établie. Mais il résulte de notre enquête que la colique vésiculaire est extrêmement fréquente.

Nous en avons vu un certain nombre de cas dans le service du professeur Gilbert et il nous a permis d'en observer un plus grand nombre encore dans sa clientèle de ville. Nous avons vu ainsi beaucoup de coliques vésiculaires et très peu seulement de coliques hépatiques franches. Mais il faut tenir compte du fait que la colique hépatique classique relève de la pratique médicale courante.

Par ailleurs, des cliniciens éminents, s'ils ne peuvent nous fournir de statistique, déclarent que la colique vésiculaire est d'une très grande fréquence.

MM. P* Arnozan, P* Braillon, Castaigne, P* Denucé, P* Follet, Garnier-Herscher, Lambret, Lereboullet,

---

1. Gilbert. *Presse médicale*, 1906, p. 725.
2. Rapport au Congrès de Genève, 1908.

Pr Mirallié, Parmentier, Pr Surmont, Pr Weiss sont particulièrement formels.

Le professeur Mirallié nous dit notamment : « Ma statistique n'aurait aucune base sérieuse et par suite aucune valeur (parce qu'il ne fait que de la clientèle de consultations). Mais j'ai, conformément à la doctrine du professeur Gilbert, l'impression très nette que les cas de colique vésiculaire sont très fréquents et beaucoup plus fréquents que les cas de colique hépatique ordinaire. »

CHAPITRE III

Anatomie pathologique

§ 1. — Les calculs.

Leur volume. — Tandis que la colique hépatique ordinaire comporte de petits calculs et du sable biliaire, la colique vésiculaire est en rapport principalement avec de *moyens et de gros calculs*.

Surtout s'ils sont solitaires ou peu nombreux, ils tendent à s'engager dans le col de la vésicule et dans le canal cystique, mais en raison de la disproportion de leur diamètre et du calibre des voies biliaires, ils se trouvent arrêtés dans leur progression.

Il peut arriver aussi aux petits calculs de stagner et de ne pas s'engager, soit qu'en raison de leur nombre extrême ils forment une masse que les parois vésiculaires distendues ne peuvent égrener, soit par inertie inflammatoire de la vésicule, soit par rétrécissement plus ou moins marqué du cystique.

Le plus gros calcul que M. Gilbert ait vu passer par le cystique atteignait 14 millimètres, chiffre qui mesure exactement le degré de distension brusque des voies biliaires, qu'il est difficile de dépasser. Naturellement la dilatation lente et progressive peut être portée beaucoup plus loin.

Leur disposition. — Dans les vésicules que nous avons trouvées contenant des calculs, ceux-ci ne paraissaient pas jetés au hasard : dans le cas n° 40 *bis* (41) où il y a 2 gros calculs, l'un occupe le fond, l'autre le col où il s'est formé une loge exactement adaptée à sa forme et à ses dimensions.

Sur la vésicule n° 2 (33) les calculs gros comme des lentilles se sont massés aux deux extrémités de la vésicule.

Dans un cas de calcul solitaire (n° 40 *bis*, — 40) le calcul est situé au fond de la vésicule, il y est libre. On imagine aisément les contructions péristaltiques qui l'auraient amené au col.

Enfin la disposition des calculs est particulièrement intéressante sur une vésicule entièrement remplie de concrétions pathologiques (n° 9, — 28). Nous la signalerons, bien que ce cas de vésicule bourrée de calculs ne rentre pas dans le cadre de la colique vésiculaire.

On peut y distinguer :

1° Les calculs de la périphérie ;

2° Les calculs du centre ;

3° Les calculs du fond ;

4° Les calculs du col.

a) *Les calculs de la périphérie* ont une face convexe moulée sur la concavité de la paroi, très finement granuleuse, leurs autres faces sont planes et lisses pour s'articuler avec les facettes correspondantes des calculs voisins.

b) *Les calculs du centre* sont polyédriques.

c) *Les calculs du fond* ont sur cette pièce la particularité qu'ils affectent parfois de tendre à s'isoler dans une poche spéciale.

d) *Les calculs du col* sont les plus intéressants, ils ont la forme cylindro-conique que leur imposent le col vésiculaire et l'origine du cystique distendus.

La bile en s'infiltrant entre les calculs et les parois du col se fraye un trajet périphérique et crée par dilatation une véritable cavité où le calcul peut « jouer ». Ce « jeu », de par la forme même du calcul et de sa loge, s'effectuera plus facilement du cystique à la vésicule que de la vésicule au cystique, et c'est là le mécanisme du *calcul en clapet*.

§ 2. — La vésicule.

La vésicule qui contient des calculs et qui n'a été le siège que de simples coliques vésiculaires peut présenter trois états :

a) *Elle peut être d'aspect tout à fait normal.* — Macroscopiquement, dit Hautefort (1), les vésicules calculeuses quand elles n'ont pas subi de crises répétées de cholécystite aiguë grave, quand il n'y a pas de péricholécystite, paraissent absolument saines.

Hautefort insiste sur les lésions microscopiques de la muqueuse.

Ces lésions sont presque toujours extrêmement difficiles à apprécier quand elles sont légères, à cause de la fragilité habituelle de l'épithélium. Sur une vingtaine

1. Hautefort. *Choix d'un procédé opératoire dans la lithiase biliaire*. Th. Paris, 1900.

de vésicules d'enfants, nous avons trouvé dans quelques
cas seulement l'épithélium intact, le plus souvent il
s'était détaché sur de très grandes surfaces.

On nous objectera que nos observations ont porté
sur des cadavres. Les cas chirurgicaux fournissent des
pièces histologiques incomparables. Mais les glandes
décrites par Luschka (1858) et que Müller n'a retrouvées
que dans les vésicules calculeuses, et que Aschoff (1)
considère comme les conséquences de la cholécystite,
n'ont été rencontrées par Törnquist que 20 fois et nettement que 17 fois sur 33 vésicules calculeuses.

Si l'on admet, ce qui paraît vraisemblable, que ces
glandes sont liées à la cholécystite, on doit reconnaître
qu'une vésicule calculeuse n'est pas forcément atteinte
de cholécystite, puisqu'elle ne présente pas forcément
les formations glandulaires de Lushka.

D'ailleurs certains auteurs, comme Guéniot (2), sont
formels à cet égard. « L'examen histologique a confirmé
« que la paroi d'une vésicule calculeuse peut être abso-
« lument saine. Je citerai par exemple un fait de Ter-
« rier (3), dans lequel une vésicule renfermant un cal-
« cul, bien que volumineuse et distendue par de la bile,
« avait des parois normales sans lésion appréciable
« à l'œil nu ; elle fut soumise à l'examen de MM. Gil-

1. Aschoff. Bemerküngen zür pathologischen Anatomie der
Cholelithiasis und Cholecystis. *Verhandlüngen der deutsch.
Path. Gesellschaft*, 1905.
Aschoff ünd Bacmeister. *Die Cholelithiasis.* Iéna, 1909.
2. Th. Paris, 1903, p. 10.
3. Terrier. *Bull. de l'Acad. de méd.*, 10 mars 1891, p. 388.

« bert et Girode qui la trouvèrent inaltérée dans ses
« parois.

« C'est donc par un abus de langage que certains chi-
« rurgiens désignent parfois indifféremment sous le nom
« de *cholécystites calculeuses*, tous les cas de lithiase
« vésiculaire. Il peut y avoir lithiase vésiculaire sans
« cholécystite calculeuse. »

b) *Elle peut être scléreuse* dans deux cas en particulier :

1° Dans le cas de *vésicule atrophiée*, rétractée.

Ses parois sclérosées ont perdu toute élasticité et
s'appliquent sur un ou plusieurs calculs (nos vésicules
9, — 28, et 40 *bis*, — 42);

2° Dans le cas d'*hydropisie vésiculaire*.

Le liquide est habituellement stérile.

Les parois peuvent être minces parfois comme des
feuilles de papier. L'épithélium muqueux s'est aplati,
atrophié et a même disparu.

Les faisceaux musculaires sont distendus, les lacunes
intermusculaires sont plus larges et les canaux de Lushka,
quand ils existent, sont dilatés et transparaissent sous
la séreuse péritonéale (1).

Dans d'autres cas les parois sont épaissies au contraire par de nombreuses poussées de cholécystite et
l'opposition de ces deux types montre la différence des
processus.

Sous l'épithélium qui peut être partiellement con-

1. Ehrhardt. Beitraege zur pathologischen Anatomie ünd Klinik
des Gallensteinleidens. *Arch. für Klinische Chirurgie*, 1907,
p. 1125.

servé, le chorion muqueux est sclérosé, confondu avec les autres couches qu'envahit un tissu conjonctif dense. On ne retrouve que çà et là quelques faisceaux musculaires.

Dans la couche externe de la paroi épaissie, on trouve de grandes cavités arrondies ou aplaties, tapissées d'un épithélium cylindrique haut qui repose presque directement sur du tissu conjonctif sclérosé et infiltré de nombreux mononucléaires. Ces cavités représentent sans doute (Hautefort) les canaux de Luschka.

c) *Elle peut être atteinte de cholécystite chronique* comme Hautefort en a donné une description dans sa thèse (1), comme on en peut voir de belles planches dans le récent travail de Aschoff et Bacmeister.

1. Hautefort. Th., p. 73.

CHAPITRE IV

Physiologie pathologique

Normalement la vésicule biliaire, voie accessoire
branchée sur le conduit principal excréteur de la bile,
a pour fonction :

1ᵉ D'emmagasiner la bile dans l'intervalle des digestions.

Ce rôle lui est contesté par quelques physiologistes :

Paulet (1) ouvre le duodénum d'un animal vivant et
voit la bile s'écouler goutte à goutte par l'extrémité du
cholédoque même dans l'état de vacuité de l'estomac.

Bardeleben (2) trouve « insoutenable la supposition
que la bile est injectée dans l'intestin exclusivement au
moment de la prise de nourriture. Un simple calcul
montre que les 800 grammes environ de bile produits
journellement ne pourraient pas trouver de place dans
la vésicule et dans les voies biliaires, dans l'intervalle

---

1. Paulet. *Dictionnaire encyclopédique*, 1869.
2. Voy. Bardeleben. *Ehrfahrüngen über Cholecystectomie
ünd Cholecystenterostomie nach 286 Gallenstein Laparoto-
mien.* Iéna, 1906.

des repas, si l'évacuation ne se faisait que quatre fois par jour au moment des principaux repas.

Pawlow, par contre, trouve que chez l'animal à jeun il ne s'écoule pas une goutte de bile dans l'intestin, grâce au tonus du sphincter d'Oddi qui équivaut à une pression de 675 millimètres d'eau, tandis que la pression de la sécrétion biliaire est, d'après Friedlander et Heidenhain, tout au plus de 200 millimètres.

Bruno a observé pendant plusieurs mois un chien dont l'orifice du cholédoque détaché avec un fragment de muqueuse duodénale était abouché à la peau. L'écoulement de la bile ne se produisait que si l'estomac contenait des aliments. Cet écoulement commence quinze minutes (quelquefois plus) après l'ingestion des aliments et il continue tant que le chyme alimentaire passe de l'estomac dans le duodénum ; dès que l'estomac s'est complètement vidé, l'excrétion de bile s'arrête.

2° De projeter la bile dans l'intestin au moment de la digestion, par la contraction de sa musculature jointe au relâchement du sphincter d'Oddi.

a) Cette évacuation ne serait qu'incomplète : « Alors que la vessie vide normalement tout son contenu, la vésicule biliaire n'en expulse que le trop plein (1). »

b) Elle se ferait « sous l'influence du chyme agissant sur le duodénum » et par suite d'une « excitation des terminaisons des vagues qui, réfléchie par le système nerveux central, vient agir sur le sphincter pour le

1. Guilbaud cité par Dastre. *Dict. de Physiologie*, t. II, p. 158, et th. Hautefort.

relâcher et sur la vésicule pour la contracter (1). »

En effet : l'excitation du bout périphérique des pneumogastriques est sans action sur le système excréteur de la bile, l'excitation du bout central de ces nerfs provoque par action réflexe la contraction de la vésicule et le relâchement du sphincter (Doyon).

3° D'évacuer une bile modifiée.

a) *Concentrée.* — La bile recueillie par fistule au niveau de l'hépatique donna un résidu sec de 1, 5°/₀ (Copernan et Winston) ; la bile recueillie dans une vésicule humaine immédiatement après la mort (mort subite) contenait un résidu sec de 14 à 15 °/₀ (Frerichs).

Par conséquent, dit Hautefort, la bile vésiculaire est huit à dix fois plus concentrée que la bile fraîche. Mais on se demande s'il est bien légitime de rapprocher les constatations de Frerichs de celles de Copernan et Winston. La densité de la bile humaine prise dans les canaux biliaires et dans la vésicule pouvait être plus démonstrative : elle fut trouvée de 1.010 pour la bile des canaux biliaires et de 1.020 pour la bile de la vésicule.

b) *Modifiée dans ses proportions en graisse* et en pigments biliaires.

Si on enferme la bile dans la vésicule par une ligature, le liquide devient trouble et blanchâtre (Rosen Kranz).

La muqueuse vésiculaire est tout imprégnée de pigments alors que celle des canaux biliaires est incolore (Hautefort).

1. Arthus. *Physiologie*, p. 188.

c) *Plus riche en mucine* (1) *et en cholestérine* (2), cette concentration de la bile explique la précipitation de ses éléments pour la formation de calculs. Dans cette précipitation, M. Gilbert a montré l'importance que jouent les microbes. Au centre des calculs il a mis en évidence avec les débris cellulaires des germes qui sont le plus souvent le bacille d'Éberth.

Ces bacilles ont pu suivre la voie canaliculaire remontant de l'intestin à la vésicule par le cholédoque et le cystique (3) ou la voie sanguine, l'organisme éliminant par le foie et les voies biliaires les germes qui le menacent (Widal et Abrami).

M. Duranton (th., 1908) a étudié spécialement les conditions de précipitation de la cholestérine (4) et conclut :

In vitro la plupart des microbes aérobies précipitent la cholestérine qui jouit de propriété antitoxique, les toxines microbiennes la précipitent également.

Cette précipitation de la cholestérine est précédée d'une précipitation de sels biliaires, la bile reste alcaline.

In vivo la stase et l'infection jouent le principal rôle, tandis que l'épithélium biliaire paraît avoir un rôle

1. Dastre. *Dict. Physiologie*, t. II, p. 196.

2. Proportion de 10 contre 1. Hautefort, p. 14.

3. Travaux du P* Gilbert sur la bactériologie des voies biliaires avec Girode, Soc. de Biologie, 1890-1891-1893, avec Dominici, 1893 et 1894, avec Fournier 1897 et 1898, avec Lereboullet, avec Lippmann.

4. Les calculs les plus fréquents sont ceux de cholestérine: 954 sur 958, d'après la statistique de Ritter.

tout à fait secondaire dans la précipitation de la cholestérine.

Les calculs ainsi constitués peuvent être au moment
où leur présence détermine des crises douloureuses:

Petits ;

Gros ;

Ou moyens ;

Rares ou multiples.

On peut les classer d'ailleurs :

a) *D'après la grosseur*. — Petits calculs facilement
mobilisables, se frayant un chemin facile à travers le
cystique; ils entraîneront le syndrome de colique hépatique classique.

Gros calculs seront facilement arrêtés dans le col de
la vésicule à cause de l'étroitesse du cystique.

Moyens calculs pourront s'engager dans le cystique
mais trouveront un obstacle dans la valvule de Heister
et les nombreux replis qui, pour certains auteurs, sont
les restes de la valvule en spirale.

b) *D'après le nombre*.

Cette distinction dans l'évolution des calculs gros et
petits n'est pas absolue car on a vu :

Des calculs moyens (olive) ou peu nombreux, arrivés
à cheminer dans des voies biliaires dilatées et créer le
syndrome complet de la colique hépatique classique et
d'autre part, des calculs petits mais multiples former
bloc, s'immobiliser les uns les autres ou bien être arrêtés
par l'étroitesse congénitale ou pathologique du cystique.

c) *D'après la situation*. — Il arrive qu'un ou deux

calculs se trouvent enclavés dans le fond de la vésicule, la réaction irritative ou inflammatoire déterminée par leur formation ou leur présence leur ayant façonné une sorte de logette; nous en possédons plusieurs exemples.

Dans ce cas, le calcul immobilisé ne provoque plus de crise douloureuse.

Au contraire, un calcul libre tend souvent à s'engager dans le col, peut-être faut-il voir là une conséquence de la densité du calcul qui, inférieure à celle de la bile, le fait surnager et gagner la partie la plus élevée de la vésicule qui, dans la position debout du malade, est toujours le col vésiculaire, mais la migration du calcul est surtout le fait *des contractions musculaires,* des mouvements péristaltiques de la vésicule.

Ces mouvements ne semblent pas commencer au niveau du *fond* mais presque sur le corps.

Comme on peut s'en rendre compte en électrisant des voies biliaires du lapin et du chien, ils sont surtout énergiques à partir du milieu du corps et au niveau du col. C'est là peut-être l'explication du fait que nous avons trouvé souvent les calculs séparés en deux groupes:

Un calcul ou un groupe logé au fond de la vésicule;

Un calcul ou un groupe massé dans le col.

Mais la présence de calculs n'est pas suffisante pour créer la colique vésiculaire.

Il est banal de trouver des vésicules pleines de cal-culs à l'autopsie de gens qui n'ont jamais souffert des voies biliaires.

« J'ai vu », dit Cruveilher, « un nombre prodigieux de

cas dans lesquels la vésicule était remplie de concrétions sans que les malades eussent accusé le plus léger symptôme du côté de cet organe. »

D'après Riedel, il existerait actuellement 2 millions de lithiasiques dans l'empire d'Allemagne. Or 100.000 seulement en éprouveraient des inconvénients, 65 % de lithiases biliaires seraient donc latentes (1).

M. Quénu (2) fait quelques réserves sur ces « fameuses lithiases latentes » ; il admet cependant qu'un grand nombre de calculs vésiculaires soient compatibles avec une santé à peu près normale.

Il faut, pour réaliser le syndrome douloureux, une réaction, une sensibilité particulière de la muqueuse vésiculaire : intolérance qui ne se justifie pas toujours par un état anatomique.

La présence des calculs s'accompagne souvent de lésions de la vésicule qui peuvent être soit les causes, soit les conséquences de leur formation.

Un des accidents les plus importants est l'arrêt du calcul au niveau du col et l'on comprend que le calibre du col et du cystique joue un rôle important dans le passage ou l'arrêt des calculs.

Cet arrêt peut être dû à un spasme et alors il est passager et peut être dû au volume même de la concrétion pathologique et sa position vicieuse peut être définitive ; enfin le calcul ayant forcé un premier rétrécissement se trouve pris entre deux obstacles dans une cavité cependant trop grande pour lui et dans laquelle il joue

1. Rapport de Kehr au Congrès de Bruxelles, 1908.
2. *Revue de chirurgie*, décembre 1908.

librement, ce peut être une des conditions étiologiques du « calcul en clapet ».

Nous insisterons sur le rôle que peut jouer l'étroitesse du cystique qu'on trouve si souvent rétréci avec des parois scléreuses. Étroitesse qui explique comment de petits calculs et même du sable biliaire peuvent suffire à créer le syndrome dit colique vésiculaire.

Il était intéressant de voir comment la vésicule réagit à l'oblitération brusque du cystique.

Expérimentalement Mocquot a pratiqué chez l'animal trois ordres d'expériences :

A) *Ligatures simples du canal cystique chez le chien.*

Première expérience. — Ligature du cystique : distension muqueuse de la vésicule (6 jours après l'opération).

Deuxième expérience. — Ligature du cystique : rétraction de la vésicule (10 jours après l'opération).

B) *L'occlusion simple du cystique chez le lapin* confirme les expériences chez les chiens. L'obstruction brusque du cystique entraîne dans les premiers temps une distension muqueuse de la vésicule dont la bile disparaît très rapidement en quelques jours, mais à cette distension muqueuse succède une rétraction progressive qui conduit à l'atrophie de la vésicule. Le temps au bout duquel se produit cette atrophie semble assez variable.

C) *Ligature du cystique avec irritation intra-vésiculaire (chien).*

Ligature du canal cystique puis introduction de corps étrangers dans la vésicule (6 petits cailloux stérilisés). Rétraction de la vésicule.

Nous avons répété nous-même quelques expériences à ce sujet :

I. — *Ligature simple du cystique.* — Anesthésie par injection de chloral-morphine dans le péritoine.

Coussinet lombaire.

Incision en baïonnette. Écarteur de Legueu. La vésicule est reconnue, attirée avec les doigts ou pincée par son fond. Le cystique ou le col de la vésicule est détaché de la face supérieure du foie par une boutonnière qui admettra le passe-fil.

Le passe-fil portant un long catgut ou une soie par son milieu est poussé sur le flanc gauche du cystique, contourne sa face profonde et réapparaît du côté opposé. Le fil est saisi et coupé. Une pince est mise sur chacun des chefs. On fait ainsi deux ligatures assez écartées pour permettre à de fins ciseaux de sectionner le cystique :

La vésicule biliaire est ainsi parfaitement isolée.

Résultats : sur 6 chiens (4 sains, 2 ayant reçu des injections d'adrénaline pour d'autres expériences) :

Un meurt spontanément le deuxième jour qui suit l'opération.

La vésicule contient une quantité appréciable de bile qui ne paraît pas avoir de caractère particulier, parois vésiculaires fortement teintées en vert.

Trois sont sacrifiés un mois environ après l'opération (2 systématiquement, le 3e pour préparer de l'entéro-kinase). Vésicule flasque, difficile à retrouver entre les lobes hépatiques, ne contient qu'un peu de liquide filant, à peine coloré en jaune.

Deux meurent à la suite de fortes injections d'adrénaline, l'un six semaines, l'autre sept semaines après la section du cystique : vésicule vide ne contenant qu'un peu de mucus.

Résultat constant : résorption de la bile, vacuité de la vésicule au bout d'un temps relativement court (un mois environ).

II. — *Ligature du cystique avec introduction de corps étrangers* non traumatisants (boules de verre régulièrement arrondies), un fort chien qui mourut quatre mois plus tard après avoir servi à diverses expériences.

La vésicule paraît tout à fait saine, les boules de verre sont recouvertes d'un enduit mucilagineux, incolore, transparent, qui recouvre aussi les parois.

CHEZ L'HOMME. Pour Pierre Delbet (1), l'oblitération du cystique entraîne habituellement l'atrophie de la vésicule inutilisée.

Hartmann (2) au contraire : « Dans les cas d'oblitération calculeuse du cystique que j'ai eu l'occasion d'opérer, bien loin de voir une rétraction de la vésicule inutilisée, j'ai vu de grandes dilatations de la vésicule par une sorte de mucocèle de ce sac. C'est même dans de pareils cas qu'on a observé des dilatations énormes remplissant tout le ventre. »

En réalité l'évolution de la vésicule à la suite de l'oblitération du cystique dépend : 1° surtout de l'état de la muqueuse. Si la muqueuse est saine, elle ne contient pas de glandes, la sécrétion est extrêmement faible (sur l'ani-

1. Sur certaines particularités des voies biliaires. *Bull. Soc. Chir.*, 1905, p. 1026.
2. Même séance de la Société de Chirurgie.

mal nous n'avons pu recueillir que 1 à 2 centimètres cubes de mucosités par vingt-quatre heures).

Si elle est malade (qu'on emploie le terme d'irritation ou d'inflammation), elle peut renfermer un grand nombre de glandes, et la sécrétion peut être très abondante, tandis que les éléments de la bile sont résorbés.

2° Peut-être d'échanges entre le sang et le liquide vésiculaires (Nuvoli), la bile abandonne au sang ses éléments constitutifs, le sang abandonne au liquide vésiculaire de l'eau et de l'albumine.

« En quelques semaines les pigments biliaires auraient disparu et il n'y aurait plus qu'un peu de graisse et de cholestérine qui disparaîtraient elles-mêmes au bout de quelques mois. »

Il ne resterait plus alors dans la vésicule qu'un liquide séreux plus ou moins riche en albumine et en mucus.

3° De la position du calcul :

Calcul en soupape.

Cet état peut subir diverses transformations.

1° *Suppression du cholécyste par évacuation* à la suite de l'élimination du calcul par le cystique ou de son refoulement vers le fond de la vésicule.

2° *Rétraction de la vésicule.* — Nous en possédons un cas (dans notre collection de 54 vésicules recueillies au hasard).

Les observations en sont nombreuses.

Sur un cadavre de l'École Pratique, Guibé (1) a par exemple trouvé une vésicule petite, arrondie, entière-

1. Guibé. Calcul biliaire dans une vésicule complètement fermée (*Bull. Soc. Anat.*, mai 1904, p. 432).

ment rétractée et moulée sur un calcul, le canal cystique était complètement oblitéré.

Mocquot dans sa thèse rapporte un cas personnel. Sur un cadavre de femme la vésicule ne contenait pas traces de liquide; sa paroi était intimement accolée aux calculs qui remplissaient sa cavité.

Il y avait un calcul du volume d'une noisette qui occupait le fond de la vésicule.

Il y avait oblitération complète du canal cystique au point où il se joint au col de la vésicule (1). Mocquot rapporte également un cas du professeur Quénu. Dans leur beau travail sur la Cholélithiase, Aschoff et Bacmeister ont figuré, planche 47 et planche 74, des cas très nets de rétraction vésiculaire.

3° *Empyème vésiculaire.* — « Il y a entre l'hydropisie « pure et l'empyème bien caractérisée des cas intermé- « diaires représentés par les faits où la vésicule est rem- « plie par un liquide clair ou légèrement trouble, pré- « sentant des stries de muco-pus et de pus. Ces faits « montrent, dit Guéniot (2), que l'empyème n'est parfois « que l'aboutissant et le résultat de l'hydropisie vésicu- « laire. Mais on peut se demander si le processus inverse « n'est pas aussi fréquent, c'est-à-dire si des distensions « muqueuses ou muco-purulentes de la vésicule primi- « tivement légèrement infectée ne sont pas susceptibles « de se stériliser spontanément et de former des disten- « sions muqueuses aseptiques. »

1. Mocquot, th., p. 13.
2. *Lithiase vésiculaire, ses formes anatomiques envisagées au point de vue chirurgical*, th. Paris, 1903.

4° Transformation kystique de la vésicule. — Dans certains cas le contenu de la vésicule, de même que l'état des parois, permettent de parler d'une transformation « kystique. »

Contenu : liquide absolument clair et limpide (Morin, *Hydropisie de la vésicule biliaire*, th., Paris, 1894. Cas du professeur Quénu, *in* th. de Mocquot, 1909, p. 37).

Parois extrèmement amincies; les 3 couches restent encore bien distinctes mais la muqueuse est réduite à l'extrème et disparait même complètement par place.

Le liquide peut atteindre une telle abondance et les parois se laisser distendre à ce point que la vésicule hydropique arrive au volume d'une tète d'enfant comme dans le cas de Liebold cité par Mocquot où l'occlusion était réalisée par un calcul gros comme une noisette, contenu dans le cystique. La paroi de la vésicule était mince comme une feuille de papier.

Ces cas sont d'une interprétation intéressante, car la disparition de presque tous les éléments de la muqueuse et la nature même du liquide séreux presque aqueux, indiquent bien que ce n'est pas à la sécrétion active de la muqueuse qu'il faut attribuer cette distension (1).

Mocquot rapproche cette transformation kystique de la vésicule de la pathogénie des hydrosalpinx et des kystes de l'appendice : « Il semble bien, dit Mocquot (2), que dans la majorité des cas, l'hydrosalpinx soit l'aboutissant d'une inflammation ancienne.

1. Terrier, Hydropisie de la vésicule biliaire. *Bull. de l'Académie de méd.*, 23 déc. 1890, p. 831.

2. P. 39.

Cependant certains auteurs pensent que l'hyperémie de la muqueuse tubaire peut suffire à produire un hydrosalpinx en dehors de toute inflammation. Les expériences qui ont été faites à ce sujet ont donné des résultats assez inconstants.

Il semble en ressortir toutefois que l'oblitération de l'orifice utérin de la trompe ne suffit pas à produire un hydrosalpinx et qu'il faille faire intervenir toujours une hypersécrétion catarrhale de la muqueuse tubaire, hypersécrétion qui peut être parfois d'ordre purement congestif, mais qui reconnaîtra le plus souvent une origine inflammatoire.

Il est possible aussi que l'on doive considérer l'hydrosalpinx comme une forme de guérison ; il semble probable que l'hydrosalpinx puisse se transformer en kyste sérieux.

Des phénomènes analogues peuvent se produire au niveau de l'appendice dans certaines appendicites chroniques d'ailleurs fort rares, la lumière de l'appendice est oblitérée en un point plus ou moins rapproché du cæcum et la cavité close qui persiste est distendue par un liquide clair et filant : l'appendice représente alors un véritable kyste muqueux.

Un fait assez curieux, l'augmentation de volume du cholécyste à la suite du repas, devait trouver son explication dans l'intéressante observation que MM. Villard et Mouisset ont publiée à la Société de médecine de Lyon (1).

1. Hypertrophie muqueuse se produisant les deux ou trois heures qui suivent les repas (Villard, 1910, *Lyon médical*, 2 janvier, p. 17).

Il s'agit d'un malade de 36 ans présentant des crises douloureuses épigastriques et sous-hépatiques survenant quelques heures après les repas. La vésicule était grosse, distendue, douloureuse. L'intervention décidée à cause de la persistance des accidents, la vésicule apparut flasque, à parois épaissies mais ne contenant aucun calcul; abouchée à la paroi abdominale, elle donna d'abord par la fistule une quantité insignifiante de bile.

Mais dans la suite, « je fus frappé, dit M. Villard, par « des alternatives régulières d'écoulement de bile nor- « male et d'expulsion d'un liquide muqueux très vis- « queux et transparent. »

« *Dans les périodes de jeûne* de minuit ou 1 heure du « matin jusqu'à 1 heure de l'après-midi, l'écoulement est « constitué uniquement par une bile fluide, abondante, « de coloration normale.

« *Aussitôt après le repas de midi* il est remplacé par « l'excrétion très abondante d'un mucus transparent, « extrèmement épais, comparable à de la gelée de pom- « mes. Cet écoulement qui dure jusqu'au milieu de **la** « nuit peut être évalué à 300 grammes environ. Cette « sécrétion muqueuse est surtout abondante pendant « les deux ou trois heures qui suivent les repas.

« La pathogénie des crises douloureuses m'apparut « alors très clairement. Dans les intervalles des diges- « tions la bile refluait normalement dans la vésicule sor- « tant par l'orifice fistuleux. Au contraire pendant les « périodes digestives, elle était dérivée en totalité du « côté du duodénum, alors que la muqueuse vésiculaire « semblant suivre l'activité muqueuse gastrique et intes-

« tinale se mettait à sécréter un mucus très épais et très
« visqueux. Cette sécrétion anormale était sans consé-
« quence lorsqu'elle pouvait s'échapper au dehors par
« le drainage de la cholécystostomie.

« Mais elle devenait la cause de douleurs intolérables
« lorsque la vésicule se crispait sur ce contenu trop
« dense pour passer le défilé cystique et s'efforçait de
« le chasser dans le cholédoque. »

5° *Hydropisie intermittente de la vésicule biliaire* (1).

Les calculs peuvent déterminer de différentes façons
la distension intermittente de la vésicule :

A) Le calcul entraîne au niveau du col ces phénomènes inflammatoires ou spasmodiques qui en oblitè-
rent la lumière passagèrement.

B) Calcul en soupape, *Socin et Courvoisier*, *Kocher*.

C) *Hartmann*. — Le calcul en se développant peut
distendre la paroi droite du bassinet formant ainsi au-
dessous de l'origine du cystique une poche plus ou
moins grande qui continue la vésicule et au fond de
laquelle on serait tenté de chercher un canal excréteur.
Cette disposition existait 5 fois sur 14 vésicules calculeuses examinées par M. Hartmann.

Elle est tout à fait analogue à celle qu'on retrouve
dans les hydronéphroses.

Dans tous ces cas, le contenu est formé :

1. Voir Hydropisie intermittente de la vésicule par oblitération du cystique par Villard et Cotte. *Revue de Chirurgie*, 1906,
p. 125 et 317.

1° De bile ;

2° Du produit de sécrétion de la muqueuse lorsqu'un assez long passé pathologique l'a modifiée en y multipliant les culs-de-sac glandulaires.

CHAPITRE V

Symptomatologie

Crise douloureuse souvent accompagnée de vomissements, sans ictère, sans calcul dans les selles, mais avec tuméfaction de la vésicule, tels sont les signes essentiels de la colique vésiculaire.

Nous nous bornerons à signaler les points qui lui sont particuliers et la distinguent notamment de la colique hépatique classique.

§ 1. — Signes fonctionnels.

Douleur. — La douleur est moins violente, plus permanente et moins paroxystique que dans la colique hépatique ordinaire.

Elle siège souvent au point cystique, quelquefois à l'épigastre, mais ses irradiations montent dans le dos jusqu'à l'omoplate et à l'épaule droite.

Spontanée, elle est accrue ou réveillée par la pression cystique.

Elle s'accroît notamment à la suite des repas, surtout quand le malade peut manger et que les repas sont peu nombreux et très abondants, le malade se trouve pris alors entre le besoin de satisfaire sa faim exagérée par un état d'hyperchlorhydrie marquée, et la crainte de voir réapparaître ou s'exaspérer ses souffrances. Cet état douloureux est calmé au contraire par certaines positions. M. Gilbert nous a fait remarquer souvent qu'elles s'atténuaient dans le décubitus ventral et tel était le cas de notre malade de la salle Lasègue (n° 14) et de Mme M..., salle Gubler.

Nausées, vomissements. — Les vomissements sont « assez fréquents » sans avoir la presque constance qu'ils affectent dans la colique hépatique classique.

Mais le malade peut rester longtemps dans un état nauséeux dont il ne sort que pour accuser une faim impérieuse.

Constipation. — La constipation est habituelle.

Absence d'ictère. — Tout au plus existe-t-il un subictère très léger lors des crises particulièrement intenses et qui reste toujours *acholurique.*

Absence de calculs dans les selles. — On doit tamiser les matières de chaque jour, les quatre jours au moins qui suivent le début de la colique.

On voit qu'à part la douleur, les signes fonctionnels sont plutôt des signes négatifs.

Si l'on ajoute que la douleur même peut modifier ses caractères à tel point qu'elle devient méconnaissable, on comprendra l'importance des signes physiques pour l'établissement du diagnostic.

En effet, comme nous le fait remarquer avec le professeur Gilbert, le professeur Weiss de Nancy, le syndrome vésiculaire peut attester deux formes : 1° dans l'une les accès sont assez violents et rappellent ceux de la colique hépatique franche, c'est le type que nous avons décrit ; 2° dans l'autre, « les malades présentent des signes vagues de *dyspepsie à forme gastralgique,* ils sont nerveux et neurasthéniques, il faut penser dans ces cas à la possibilité de calculs que seule une exploration méthodique permettra de trouver (1). »

§ 2. — Signes généraux.

On comprend l'importance des signes généraux dans un état que certains auteurs rapportent à une pure infection.

Très souvent la température *reste normale* et nous pourrions en citer un grand nombre d'exemples : M. M..., 34 ans, officier de hussards ; M. de G..., 39 ans, n° 14, salle Lasègue ; M' M..., salle Lasègue ; M'' B... (15, Gubler). Quelquefois elle s'élève plus ou moins au moment des paroxysmes douloureux :

Un malade de M. Gilbert commence sa crise le mercredi 31 mars à 8 heures du soir. Pendant la crise qui dure trois heures la température reste normale et à 2 heures du matin elle commence à s'élever à 37°7 pour atteindre 38°7 à 4 heures du matin.

Le lendemain, jeudi, la température prise presque d'heure en heure oscille entre 37° et 38° pour descendre dans la journée de vendredi de 38°5 (6 h. 1/2 du matin) à 36°9 (minuit).

1. Voir Th. Guéniot, p. 44.

Quand la fièvre existe, elle peut affecter le type inverse ou le type monothermique (1) (Gilbert et Lereboullet).

§ 3. — Signes physiques.

A l'examen physique le foie se montre avec les dimensions qu'il possède chez le malade en dehors des crises (2).

La vésicule est tantôt insaisissable au palper, tantôt et fréquemment appréciable : c'est quand elle est distendue.

Forme. — La vésicule se présente avec une forme et des dimensions variables.

En se fondant sur l'aspect de la tumeur on peut avec le professeur Gilbert distinguer :

Des cholécystes cylindriques ;

Des cholécystes globuleux ;

1° CYLINDRIQUE. — « Tantôt la vésicule a la forme
« d'une tumeur en boudin, allongée, cylindrique, aisé-
« ment perceptible à la palpation en raison de sa résis-
« tance derrière la paroi abdominale antérieure ; elle se
« détache de la face inférieure du foie, descend plus ou
« moins bas le long du bord externe du muscle grand
« droit jusqu'à atteindre et dépasser même parfois la
« ligne ombilicale transverse ; elle est animée comme le

1. Voir les troubles de la température dans les affections du foie par Lereboullet. *Les maladies du foie et leur traitement*, p. 213 et 214.

2. Professeur Gilbert. *Presse médicale*, 1906, p. 725.

« foie de mouvements de va-et-vient qui suivent les
« mouvements du diaphragme.

« Parfois elle forme sur la paroi abdominale un relief
« visible à la simple inspection (1).

« 2° GLOBULEUX (2). — Si la distension est à peine
« marquée, la tumeur qu'elle forme (la vésicule), doulou-
« reuse à la palpation, est petite, siège au point cystique
« et suit les mouvements du diaphragme.

« Si la distension est considérable, elle forme une
« grosse tumeur sessile à la face inférieure du foie,
« perceptible par le seul palper antérieur, ou bien à la
« fois par le palper abdominal et le palper lombaire.

« La distinction entre les deux formes ne pourra être
« établie d'une façon certaine que si le palper a été à la
« fois lombaire et abdominal.

« La direction de la vésicule est généralement telle
« qu'elle ne prend contact avec la paroi que par son
« fond.

« Il est exceptionnel qu'elle affecte une obliquité suffi-
« sante pour offrir son flanc à la palpation.

Ces règles s'appliquent à la majorité des cas où la
vésicule est maintenue par le péritoine contre la face
inférieure du foie. Mais quand elle possède un méso,
elle devient bien plus facilement accessible dans toute
son étendue et reconnaissable dans sa forme.

Consistance. — Généralement rénitente, élastique,
rappelant la consistance d'un kyste hydatique, la consistance du cholécyste est souvent dure, au point de faire

1. Professeur Gilbert.
2. Congrès de Genève, 1908.

penser à un organe plein, tel qu'un rein. Très rarement enfin il est fluctuant.

Volume. — Le volume de la vésicule distendue est très variable. Le système des injections ne peut en donner qu'une idée approximative. On cite des cas où la vésicule emplissait presque tout l'abdomen.

Nous l'avons vue chez nos malades de la grosseur d'une tête d'enfant (cas du n° 8, Lasègue), d'un poing d'adulte (Mme M...), d'un gros œuf (cas banal). Ce volume peut d'ailleurs se modifier chez le même sujet non seulement d'un jour à l'autre, mais d'une heure à l'autre. Nous l'avons vu bien souvent augmenter notablement trois à cinq heures après le principal repas en même temps que la sensation douloureuse s'accentuait.

Tels sont les principaux signes fonctionnels, généraux et physiques de la colique vésiculaire. Rarement on les constate au même moment. Pendant les paroxysmes douloureux, il est difficile, sinon impossible, d'explorer la région vésiculaire. Puis les crises douloureuses s'atténuent et disparaissent. La palpation devenue possible permet de reconnaître le cholécyste encore sensible à la pression. Plus tard encore, le palper n'éveille aucune susceptibilité de la tumeur vésiculaire dont la consistance d'abord ferme diminue en même temps que le volume de jour en jour.

On assiste donc successivement aux signes fonctionnels et aux signes physiques, bien qu'en réalité la production du cholécyste soit contemporaine du début de la crise comme le montre l'observation de R..., où il fut possible de constater la tuméfaction de la vésicule antérieurement à chaque crise douloureuse.

Exploration radioscopique et radiographique (1). — « Dans de rares cas, dit le professeur Quénu, et avec « bien des précautions minutieuses (évacuation com- « plète de l'intestin, décubitus sur le ventre avec coussin « sous la région claviculaire, obliquité des rayons, etc.), « le professeur Beck a pu déceler quelques indices de « leur présence. Infroid nous a communiqué quelques « rares plaques démonstratives mais il faut, pour réus- « sir, que les calculs soient enveloppés d'une écorce de « substance calcaire de notable épaisseur... Nous avons « repris la question, le D' Darbois et moi, et si sur le « cadavre nous avons pu obtenir des images soit avec « des vésicules entourées de tissu hépatique, soit même « avec l'appareil hépatique en place sur des sujets mai- « gres, la vésicule étant remplie de calculs et l'intestin « aplati, nous avons échoué complètement en radiogra- « phiant des malades ultérieurement opérées ; le résul- « tat fut particulièrement négatif chez une femme dont « la vésicule, le cystique et le cholédoque étaient bour- « rés de concrétions biliaires (2) ».

M. Béclère (3) reconnaît également la nécessité im-

1. Gilbert et Fournier. *Soc. de Biologie*, 22 mai 1897 ont pratiqué pour la première fois l'examen des calculs biliaires aux rayons X et constaté que la cholestérine était traversée par ces rayons.

2. Professeur Quénu. *Rev. de Chirurgie*, 1908, p. 685.

3. Béclère. Technique nouvelle de la radiographie des calculs biliaires. *Bulletins et Mémoires de la Société de Radiologie*, mai 1909.

posée aux calculs biliaires de contenir du calcium pour être révélés par la radiographie.

Jamais d'un résultat négatif on ne doit tirer aucune conclusion, mais les résultats expérimentaux lui font espérer que les succès deviendront moins exceptionnels à l'aide de la technique nouvelle qu'il propose : réplétion gazeuse de l'estomac, décubitus dorsal, plaque sur l'hypochondre droit, radiographie rapide en apnée avec une ampoule dure placée au-dessous.

C'est de ces données que M. Bonniot s'inspira pour examiner à l'hôpital Broussais une dizaine de nos malades. Deux fois seulement les résultats ne furent pas négatifs.

Dans l'un d'eux, on apercevait sur la plaque de radiographie une ombre à peine distincte qui pouvait être celle d'une vésicule très grosse.

Dans l'autre, on voyait une ombre ayant la forme et la localisation de la vésicule biliaire (vérifiées d'ailleurs par la palpation et la douleur provoquée). Cette ombre était nettement séparée de la colonne vertébrale par une zone claire (Mᵐᵉ B..., 15, Gubler).

Observations

Les observations de colique vésiculaire sont extrèmement nombreuses, elles se ressemblent presque toutes. Nous en citerons seulement quelques exemples :

M. de C..., 39 ans.

Antécédents personnels. — Appendicite à 29 ans.

Jaunisse sans douleurs hépatiques en 1908. Un mois après la

jaunisse : première crise à la suite de fatigue et de contrariété. Douleurs dans la région vésiculaire sourdes, continues, s'accentuant après les repas, surtout les repas comportant certains aliments tels que la viande, le lait froid. A ce moment le malade a la sensation de « quelque chose qui se dilate » dans l'hypochondre droit. Un médecin reconnut une dilatation de la vésicule biliaire. Pas d'ictère, le malade est mis à un régime sévère, qu'il exagère dans la crainte de voir réapparaître ses accès. Il maigrit. Une cure à Vichy sous la direction du Dr Jardet améliore son état, la vésicule n'est plus sentie.

Mais à la suite de fatigues et d'émotions nouvelles les crises réapparaissent et se reproduisent tous les mois environ ; le malade vient d'en avoir une quand il se présente en mai 1909 au professeur Gilbert qui constate la tuméfaction de la vésicule.

Mᵐᵉ B..., 15, Gubler, 27 ans.

Antécédents héréditaires. — Père a eu des coliques hépatiques.

Première crise de colique à 22 ans, à la suite de son second accouchement. Douleur nettement vésiculaire, sans fièvre, sans ictère, sans calcul dans les selles.

Seconde crise un an après (1905). Depuis avril 1909, les accès reviennent presque tous les mois ayant toujours les mêmes caractères s'accompagnant parfois de vomissements.

Le 27 juillet, la malade qui avait depuis quelque temps des troubles gastro-intestinaux est prise vers 11 heures du soir des douleurs telles qu'elle se roulait à terre. Vomissements bilieux. Pas de fièvre.

Les jours suivants la température est prise, elle ne dépasse pas 37°5 le soir. On sent la vésicule qui diminue assez rapidement.

CHAPITRE VI

Évolution

Durée. — Le syndrome de la colique vésiculaire dure en général plus longtemps que celui de la colique hépatique ordinaire. Tandis que dans celle-ci tout peut être terminé en vingt-quatre heures, il est fréquent de voir durer la colique vésiculaire quatre, cinq et huit jours (Mme R..., 18, Gübler. Observation de R...).

Tendance à la reproduction. — Après s'être calmée complètement et avoir donné au malade l'illusion d'une guérison définitive, la colique vésiculaire a une tendance à reparaître avec une grande facilité et l'on peut rencontrer des malades chez lesquels les crises se succèdent subintrantes pouvant créer un « état de mal » biliaire que nous décrirons à propos de complications.

Cette propension était particulièrement manifeste chez un de nos malades qui vit ses crises se répéter pendant un mois et demi (B. de G...).

Ces crises en se reproduisant :

a) Peuvent se succéder pendant toute la durée de la vie des malades sans changer de caractère : tels la plupart de nos cas et celui que le professeur Mirallié a bien voulu nous communiquer.

« Quand la lithiase biliaire, dit le professeur Gilbert, amène des crises douloureuses du type vésiculaire, celui-ci demeure immuable, c'est-à-dire que sauf exception les crises se réitèrent selon ce même type. »

b) Plus rarement on voit alterner chez le même sujet des crises de colique vésiculaire et des crises de colique hépatique ordinaire.

c) Plus rarement aussi on voit la colique franche succéder à la colique vésiculaire ou inversement.

a) *Colique vésiculaire succédant à colique hépatique* (1) *classique.*

Homme de 50 ans, ayant toujours joui d'une bonne santé, mais irrégulier de par sa profession dans l'heure, dans le lieu et dans le choix de ses repas. Au commencement du mois colique hépatique typique avec ictère consécutif. Après deux semaines de tranquillité, nouvelle crise suivie d'autres presque journalières. Ces crises très douloureuses durent quelques heures. Il n'y a pas d'ictère, ni même de subictère. Les selles ont été tamisées avec soin et à plusieurs reprises sans qu'on ait pu trouver de calculs. Pas de fièvre, pas d'amaigrissement notable. La vésicule n'est pas perçue.

b) *Colique hépatique classique succédant à colique vésiculaire.*

Une jeune femme eut pendant plusieurs années des crises répétées de colique vésiculaire (sans fièvre, sans ictère, sans

---

1. Observation due à l'obligeance de M. le professeur Braillon d'Amiens.

calculs dans les selles). Il y a dix ans elle présente une colique hépatique complète et est tranquille depuis cette époque.

Un malade du professeur Gilbert après une série de coliques vésiculaires typiques revenant chaque semaine, eut une colique franche avec ictère. On trouva cette fois un gros calcul dans les selles et fut guéri.

Terminaison. — *a)* La colique vésiculaire peut avoir une durée pour ainsi dire interminable, procéder par crises successives pendant toute la vie du malade. Dans les intervalles des crises tantôt la santé est parfaite, tantôt les malades conservent un point cystique douloureux.

b) Les crises cessent par :

1° Tolérance de la vésicule et nous verrons que c'est là un des objectifs du traitement. Cette tolérance de la vésicule pour les calculs est un fait notoire et d'observation courante, comme nous l'a montré l'anatomie pathologique.

2° Enclavement plus ou moins définitif du calcul dans le cystique, ce qui peut avoir pour conséquence la production du cholécyste.

Le cholécyste (1) peut être aigu ou transitoire, subaigu ou chronique, ou enfin permanent.

Aigu, il dure ce que dure la crise douloureuse ou lui survit de quelques jours seulement (observation B... de C... par exemple). Le calcul qui s'était engagé dans le goulot de la vésicule ou à l'entrée du canal cystique, est

1. Congrès de Genève, 1908.

ramené en arrière par l'action combinée des mouvements antipéristaltiques des parois biliaires et du courant rétrograde de la bile venant du foie, et le cholécyste
disparaît.

Ou bien, exceptionnellement, le calcul franchit le
défilé du cystique et tombe dans l'intestin, c'est ce qui
se produisit dans le cas de R... Chaque semaine sa
colique vésiculaire (douleurs sans ictère avec tuméfaction de la vésicule), se terminait par l'évacuation d'un
calcul.

Subaigu ou chronique, se voit dans des cas relativement rares, par enclavement définitif d'un ou plusieurs
calculs dans le col de la vésicule ou à l'entrée du canal
cystique. Cette éventualité marque la fin des crises douloureuses, elle peut se rencontrer d'ailleurs dès la première crise. Une attaque de colique vésiculaire s'est
produite accompagnée d'un cholécyste. Au bout de quelques jours les douleurs se sont atténuées sans avoir
complètement disparu ; un point douloureux subsiste
soit au niveau du creux épigastrique, soit le plus souvent au niveau de la vésicule. Celle-ci, au lieu de s'af-
faisser, continue à former une tumeur plus ou moins
volumineuse.

« Le cholécyste ainsi constitué peut disparaître au
bout de quelques semaines ou quelques mois du fait de
la rétraction de la vésicule ; c'est là un des modes de
guérison spontanée de la colique vésiculaire. »

Nous devons à l'obligeance de notre maître, M. Parmentier, d'avoir examiné un de ses malades, le D' C...,
atteint de colique vésiculaire typique. (Pas d'ictère, pas

de calculs dans les selles tamisées avec le plus grand soin, pas de fièvre.)

Il eut à deux reprises un cholécyste qui persista une fois plusieurs semaines, l'autre fois plusieurs mois; ce cholécyste dont l'existence était si peu douteuse que l'opération avait été décidée, disparut brusquement la veille même de l'opération. Il ne s'était pas reformé lors de notre dernier examen; aigu ou chronique, le cholécyste peut avoir une évolution brusque ou lente (1):

Brusque. — Le début, dit Chiray, est d'ordinaire brutal, au cours ou au déclin d'une colique hépatique. Le lendemain ou le surlendemain de la crise, quand déjà la douleur violente s'est apaisée et qu'il subsiste seulement un endolorissement de la région, et surtout quand on commence à pouvoir palper profondément, on constate la tumeur apparue. En réalité les difficultés de la palpation, pendant la phase douloureuse, permettent rarement de déterminer le moment exact de production du cholécyste.

De même la tumeur vésiculaire peut disparaître brusquement d'un jour à l'autre et la terminaison du cholécyste est d'une observation plus facile que son début.

Nous avons vu plusieurs cas d'affaissement brusque de la vésicule. Nous rappellerons notamment celui du Dr C..., malade du Dr Parmentier.

Lente est généralement la régression du cholécyste. Ce fut le cas de la plupart de nos malades. L'observation du « R... » de M. Gilbert fut prise avec un soin particulier d'heure en heure.

1. Chiray. In *Les maladies du foie et leur traitement.*

La colique vésiculaire avait eu lieu le mercredi entre 9 heures et minuit; le jeudi, à 4 heures du matin, on put constater que la vésicule était grosse, à 7 heures du matin elle était stationnaire ; à 10 heures du soir, à la suite de douleurs assez intenses, la vésicule parut avoir encore augmenté de volume. Le vendredi matin à 6 heures, elle diminuait déjà. Le samedi, cette diminution s'accentuait encore et le dimanche elle était à peine perceptible.

Très souvent et quel que soit le mode de la terminaison elle se fait brusquement, aussi brusquement qu'elle a débuté. Beaucoup de nos malades, le lendemain même de crises intenses qui auraient pu faire poser les diagnostics les plus alarmants, étaient revenus à une santé parfaite leur permettant par exemple de partir en voyage, de faire une course de 35 kilomètres à bicyclette, etc.

c) Enfin la colique vésiculaire peut aboutir à des complications.

CHAPITRE VII

Complications

§ 1. — Complications immédiates.

A) *Vomissements*. — Assez fréquemment la colique vésiculaire s'accompagne de vomissements. Parfois ils prennent une intensité telle qu'ils dominent la scène, nécessitent une thérapeutique spéciale et même peuvent causer des erreurs de diagnostic. Ce fut le cas du malade (Dr G...) que nous avons pu observer grâce à l'obligeance du Dr Parmentier.

Lors de sa première crise survenue douze ans avant notre examen, les douleurs épigastriques furent assez violentes et les vomissements assez répétés pour qu'on pensât à un empoisonnement.

Le lendemain, le malade faisait sans fatigue 35 kilomètres à bicyclette.

D'autres fois les vomissements se répètent sur une plus longue durée et tout le syndrome de la sténose pylorique est réalisé par la compression qu'exerce sur le pylore la vésicule distendue.

B) *État de mal biliaire*. — On peut rencontrer des malades chez lesquels les crises se succèdent subintran-

tes, constituant une sorte *d'état de mal biliaire* particulier (1).

C'est dans cet état de mal biliaire qu'apparaissent
surtout d'une part des accidents nerveux et d'autre
part des accidents cardio-pulmonaires.

Accidents nerveux. — On peut voir survenir non seulement du délire et des hallucinations chez des sujets
non éthyliques par ailleurs, mais encore de véritables
crises de *tétanie.* « Ces accidents paraissent plus fréquents lors des crises vésiculaires que dans la colique
hépatique ordinaire (2). »

Accidents cardio pulmonaires. — « Il est des cas
d'asystolie liés à la colique hépatique (et ceci est appli-
cable à la colique vésiculaire), il est même des faits de
mort subite, comme le montre l'observation souvent
citée de Chauffard. »

La colique hépatique s'accompagne facilement aussi
de troubles respiratoires, congestion pulmonaire de la
base droite avec même quelquefois pleurésie dont nous
avons, avec M. Gilbert, rapporté plusieurs exemples (3).

§ 2. — Complications infectieuses.

Riedel classe les cholélithiasiques en trois groupes :
1° Sur 112 malades ayant des calculs dans la vésicule

1. Rapport au Congrès de Genève, 1908. Gilbert, Carnot,
Jomier.

2. Lereboullet. In, *Les maladies du foie et leur traitement,*
p. 347.

3. Lereboullet.

et le cystique sans issue de cholélithes par les voies
naturelles, 1 fois seulement il y a eu infection de l'ar-
bre biliaire angiocholite ;

2° Sur 31 malades ayant des calculs dans la vésicule
et le cystique mais avec migration et issue par les voies
naturelles, 3 fois on a noté de l'infection des voies biliaires principales ;

3° Sur 51 malades atteints de lithiase du cholédoque
avec ou sans calculs dans la vésicule et le cystique,
19 fois on a noté l'infection des voies biliaires.

Par conséquent l'infection est d'autant plus fréquente
que le calcul a passé, et surtout est resté dans le cholédoque et ceci est bien en accord avec la conception
de la colique vésiculaire :

L'infection qui a présidé à la formation des calculs
s'est éteinte, le calcul représentant un mode de défense
de la vésicule contre l'action du microbe.

La vésicule reste souvent très tolérante vis-à-vis des
calculs qu'elle contient et le nombre si grand des cho-
lélithiases vésiculaires reconnues seulement à l'autopsie
en est la preuve.

A) *Empyème aiguë*. — Néanmoins la présence des
calculs dans une vésicule en amoindrit certainement
la résistance vitale et la prédispose à l'infection :

Exaspération de la douleur, modification de ses
caractères : elle devient lancinante, souvent pulsatile ;
tension de la paroi abdominale dans la région vésiculaire, souvent dans tout le flanc droit, quelquefois l'abdomen, avec sensibilité particulière de la peau ; modification de l'état général : élévation de la température

qui peut prendre le type inverse ; transpiration abondante, vomissements, tels sont les signes que l'on peut noter du début de cette complication. Néanmoins, ils ne se présentent pas toujours avec une telle netteté que le diagnostic ne soit parfois malaisé.

« Lorsque le foie plus ou moins hypertrophié a basculé en avant, le point douloureux de la vésicule peut être très bas, et dans un cas Tuffier a songé à une appendicite alors qu'il s'agissait d'une lithiase vésiculaire avec poussée de cholécystite (1). »

B) *Perforation de la vésicule.* — Le pus peut s'évacuer par le cystique ou bien si la vésicule était sans adhérence, elle peut se laisser perforer et le pus se répand dans l'abdomen, créant une péritonite suraiguë. Notre maître M. Loguen nous communique l'observation d'un cas dans lequel il fut appelé d'urgence pour une salpingite : il trouva un péritoine couvert de pus et de bile avec une vésicule ouverte contenant encore des calculs.

Si au contraire la vésicule, malade depuis longtemps, a ses parois épaissies, il se forme dans leurs tissus infiltrés une série de petits abcès qui deviennent confluents et par leur ouverture créeront la perforation.

C) *Péricholécystite.* — Enfin le processus inflammatoire peut déterminer des adhérences et dans les mailles de ce tissu néoformé autour de la vésicule, des abcès se développeront, réalisant la *péricholécystite purulente*, par un mécanisme analogue à celui qui crée l'abcès périappendiculaire.

1. Schwartz, p. 158.

On comprend que l'analogie des processus jointe au voisinage des régions puisse créer de réelles difficultés de diagnostic : douleur exquise, à la fois superficielle et profonde, chaleur de la peau, existence d'un plastron, se rencontrent dans les deux cas.

Le médecin peut se trouver d'autant plus embarrassé que les antécédents peuvent se confondre et que d'autre part la localisation exacte du siège de la douleur maxima et des lésions peut ne pas être facilement rapportée à la région appendiculaire ou vésiculaire.

C'est cependant à cette recherche qu'il devra prêter toute son attention et le toucher vaginal ou rectal en faisant constater une collection ou une masse inflammatoire du côté de l'appendice sera souvent le seul guide certain.

Si le malade n'est pas opéré à ce moment, les lésions évoluent et à la faveur des adhérences la vésicule s'ouvre à la peau à la suite d'un phlegmon de la paroi.

Ces fistules sont fréquentes, comme le montre le travail de *Courvoisier* (1).

Elles s'ouvrent au niveau de l'hypochondre ou du rebord costal droits, au niveau de l'ombilic ou dans son voisinage, plus rarement dans le flanc, à l'épigastre ou dans la région iliaque droite.

Par la fistule s'évacuent avec le pus le ou les calculs (2). Mais la fistulisation, au lieu de se faire à la peau, peut s'opérer dans un organe creux :

1. *Statistische Beitraege zür Pathologie und Chirurgie der Gallenwege*, Leipzig, 1890).

2. Hautefort, p. 85.

L'Estomac. — *Courvoisier* en rapporte 9 cas. Les malades de Hayem et Galliard rejetèrent par vomissement ou par lavage d'estomac des calculs biliaires ;

L'Intestin. — Quelquefois le côlon transverse, le plus souvent le duodénum.

Le diagnostic de la perforation est naturellement délicat, étant donné le siège des accidents et le caractère des symptômes. Dans le cas de Hautefort (th.,p. 86) on avait pensé à un ulcère perforé de l'estomac. Mais dans cette observation à l'établissement d'une fistule *cholécysto-duodénale* s'ajoutait une perforation s'ouvrant dans le péritoine et la péritonite généralisée entraîna la mort. Il s'agissait en réalité d'une perforation de la première portion du duodénum provoquée par un calcul vésiculaire.

Le calcul passé dans l'intestin peut y déterminer des accidents d'*occlusion intestinale.*

Leriche et Cotte (1), estiment au moins à 350 le nombre d'observations publiées d'occlusions intestinales par calculs biliaires.

Presque toujours ce sont des calculs qui ont perforé le duodénum et alors : ou bien le calcul remonte vers l'estomac et s'arrêtant au niveau du pylore, réalise le syndrome de la *sténose pylorique* (2) ou bien, *le plus souvent,* il suit le cours des matières et provoque par

1. De l'iléus biliaire, Revue générale, *in Gaz. Hôpitaux,* 1906, p. 107.

2. Galliard, *P. M.,* 5 octobre 1895 ; Monprofit, Soc. anat., 4 juin 1897 : Mangourd, Th. Paris, 1897 ; Schwartz, *Chirurgie du foie,* p. 417-418 ; Hautefort, Th. Paris, 1909.

un spasme dû à l'ulcération (1) ou par brides consé-
cutives l'occlusion intestinale.

D) *Cholécystite ulcéreuse.* — Hans Liébold (2) fait
une place à part à un processus ulcéreux qui peut évo-
luer de quatre manières :

1° Comme un ulcère de décubitus, par la pression
qu'exercent les calculs sur la muqueuse enflammée ;
cette nécrose n'envahit que rarement les couches profondes de la paroi, elle se produit surtout au niveau
du col et du cystique.

2° Comme un ulcère de nécrose infectieuse gagnant
les couches profondes de la paroi et préparant la perforation.

3° Comme un ulcère succédant à des infiltrations
hémorragiques, il peut en résulter une variété de cholécystite ulcéreuse extrêmement grave (Hautefort).

4° Perforation due à l'ouverture d'abcès de la paroi (3).

§ 3. — Complications à distance.

On peut encore redouter une complication lointaine
de la lithiase : la prédisposition au *cancer de la vésicule
biliaire* : les liens étroits qui unissent le cancer primitif
de la vésicule et la lithiase sont universellement recon-
nus :

1. Hautefort, p. 89.
2. Drei Jahre Gallenstein; Chirurgie, 1908, von Kehr.
3. Abcès développé aux dépens des canaux de Luschka,
Aschoff.

Zenker (1) a trouvé des pierres dans 85 % des cancers de la vésicule.

Bradowski, dans 100 %.

Siegert, dans 95 %.

Courvoisier, 74 fois sur 84 cancers primitifs de la vésicule.

Reste à démontrer lequel du cancer ou de la lithiase est le phénomène initial. Hautefort en a bien exposé la discussion.

Le meilleur argument, semble-t-il, en faveur de l'origine lithiasique du cancer primitif de la vésicule réside dans ce fait qu'on a trouvé quelquefois des calculs volumineux qui paraissaient remonter à plusieurs années et coexistant avec des cancers à peine naissants. MM. Terrier et Auvray (2) en expliquent ainsi la genèse : « Le frottement des calculs sur les parois détermine des ulcérations, et consécutivement soit pendant l'existence de ces ulcérations, soit après leur cicatrisation, il se fait une prolification des éléments glandulaires de la muqueuse qui peut aboutir au cancer. »

Et Zenker (Hautefort) rapproche ces cas des cancers d'estomac qui se développent suivant un même processus sur un ulcère rond ou sur sa cicatrice.

1. *Deutsch. Arch. f. Chir. med.*, 1899.
2. *Chirurgie du foie et des voies biliaires*, tome I, 1901.

CHAPITRE VII

Diagnostic

§ 1. — Colique vésiculaire et colique hépatique classique.

Douleur née au point cystique et irradiant vers l'épaule droite, douleur post-prandiale s'accompagnant de réflexes gastriques et généraux : voilà bien le signe capital qui fait immédiatement songer à la colique hépatique franche.

La colique vésiculaire s'en distingue par :

1° Certains caractères de la douleur qui est :

Moins intense ;

Plus durable.

2° La répétition des crises.

3° Certains signes particuliers :

Absence d'ictère ;

Absence de calculs dans les selles ;

Tuméfaction de la vésicule.

§ 2. — Colique vésiculaire et Cholécystite.

Certains auteurs confondent encore systématiquement la colique vésiculaire et la cholécystite.

Nous en avons reconnu la distinction anatomique.

Cliniquement la colique vésiculaire se sépare franche
ment des cholécystites par la brusquerie de son début,
la brusquerie de sa disparition. Nous l'avons vu, beaucoup de nos malades pouvaient reprendre leur vie ordinaire le lendemain même d'une crise. Elle s'en sépare
encore par une durée plus courte et surtout par un phénomène appréciable au début et au plus fort des accidents: *l'absence de fièvre*. Quand la fièvre survient, elle
a la même allure paroxystique que tout le syndrome :
s'élevant et disparaissant en quelques heures.

La cholécystite, par contre, a un début et une évolution FÉBRILE.

La douleur qu'elle engendre est plus tenace, plus
persistante, moins paroxystique: plus lancinante et plus
continue. Spontanée, elle est exaspérée par le moindre
frôlement de la peau dans la région vésiculaire.

Enfin, comme la péricholécystite ne tarde pas à ap-
paraître, on note bientôt l'existence d'un « plastron ».

L'examen du sang donne aussi de précieux renseignements.

§ 3. — Diagnostic différentiel.

Le diagnostic peut être très aisé ou très difficile suivant l'existence d'une tumeur vésiculaire Et ce signe
physique peut manquer alors que la vésicule biliaire
présente une très grande distension, car elle occupe
par rapport au bord antérieur du foie et par suite, par

Pasturier   5 rapport à la paroi abdominale antérieure, une situation très variable.

M. Glénard distingue au point de vue de la difficulté du palper :

Les vésicules normales qui ne sont pas perceptibles ;

Les cholécystocèles superficielles accessibles à la palpation classique ;

Les tumeurs vésiculaires profondément situées dans l'hypochondre, perceptibles par le procédé néphroleptique ;

Les tumeurs petites accessibles seulement au procédé du pouce.

En réalité le problème comporte plusieurs facteurs :

1° L'épaisseur de la paroi abdominale ;

2° Le volume du foie et son abaissement : plus la vésicule est basse, plus elle sera accessible ;

3° L'orientation de la face inférieure du foie ;

4° Enfin et surtout la facilité d'exploration variera d'après les rapports de la vésicule avec le foie.

Siraud (1) a compté 32 vésicules saillantes sur 50.

Charpy (1900) a trouvé la même disposition 23 fois sur 27.

Nous avons, avec M. le professeur Gilbert (2), repris cette étude en essayant de lui donner toute la précision possible : nous avons procédé à deux séries de manœuvres :

1. Siraud. Note sur l'anatomie de la vésicule biliaire. *Lyon médical*, 1895.

2. Gilbert et Parturier. Soc. de Biologie, 23 avril 1910.

Nous avons d'abord pris au hasard des autopsies, des foies détachés : nous injections immédiatement la vésicule de paraffine ou de gélatine. Nous avons fait une autre série d'examens sur le cadavre, la paroi abdominale simplement ouverte, tous les organes en place.

Nous avons pu ainsi répartir les vésicules biliaires en quatre classes :

Les vésicules saillantes,

Les vésicules affleurantes,

Les vésicules en retrait.

Les vésicules à mésocyste.

A) Le plus souvent chez l'adulte la vésicule est saillante. Nous l'avons trouvée telle 30 fois sur 54, une proportion de 55,5 %. Parmi ces 30 vésicules saillantes. 20 dépassaient le bord hépatique de moins de 2 centimètres, 5 d'une longueur de 2 à 3 centimètres et 5 de 3 à 4 centimètres.

On peut donc dire que *18 fois sur cent* la vésicule biliaire fait une saillie de plus de 2 centimètres, qu'elle est en rapport étendu avec la paroi abdominale et que sa distension ne peut passer inaperçue si la paroi est assez souple pour permettre le palper.

On peut dire aussi que *37 fois sur cent* la vésicule saillante n'entre en contact avec la paroi que sur moins de 2 centimètres, ce qui (nous l'avons vérifié sur le cadavre) tout en lui permettant d'être nettement perçue chez des individus malgres, rend sa palpation très délicate dès que le pannicule adipeux présente une certaine épaisseur.

B) De nos 54 vésicules injectées, 10 affleuraient par

leur fond le bord antérieur du foie (18,4 °/₀). Celles-là
ne sont perçues que dans les cas très favorables de palpation où la paroi est très mince, surtout si la face inférieure du foie au lieu de présenter son obliquité habituelle, se rapproche davantage de l'horizontale. Les
doigts déprimant et refoulant de bas en haut les tégu-
ments explorent alors avec une certaine facilité la face
inférieure du foie et l'extrémité antérieure, le fond de
la vésicule.

C) Enfin 8 de nos vésicules (15,7 °/₀) étaient nettement
en retrait sur le bord antérieur du foie : 3 en étaient
distantes de moins de 2 centimètres, ce qui, à la rigueur,
les laissait accessibles à la palpation dans les conditions
favorables que nous avons indiquées.

Cinq fois le fond de la vésicule était séparé du rebord
hépatique de plus de 2 centimètres (une fois 2 centimètres 1/2, une fois 3 centimètres) et alors la vésicule
devenait *impalpable* si le foie avait son orientation normale.

D) Mais ce n'est pas seulement la position du fond
de la vésicule par rapport au bord antérieur du foie, ce
n'est pas seulement l'orientation de la face inférieure
de la glande hépatique qui interviennent, c'est aussi
l'existence d'un méso-vésiculaire. Nous l'avons trouvé
6 fois sur 54 vésicules, c'est-à-dire dans la proportion
de 11,1 °/₀.

Deux fois il était très court, mais 3 vésicules possé-
daient un véritable ligament suspenseur, haut de plus
de 1 centimètre 1/2 et qui leur laissait une très grande
mobilité. Dans un cas le fond de la vésicule buttait

contre la paroi abdominale dans l'attitude du décubitus dorsal.

Renversait-on le cadavre sur le côté gauche, la vésicule suivait le déplacement de la masse intestinale vers le flanc déclive et basculant sur son axe en tordant son méso, elle portait son fond vers la gauche et sa face latérale droite en avant.

On appréciait ainsi la facilité que l'on aurait eue à la sentir et à en apprécier la forme avant l'ouverture du cadavre si l'on avait songé à pratiquer cette exploration et si la vésicule avait été suffisamment distendue.

Nous pouvons conclure ainsi d'après ces examens de vésicules injectées :

23,9 fois sur cent la vésicule est très facile à sentir. Sa distension ne peut guère passer inaperçue, qu'elle soit très saillante (18,4 °/₀) ou munie d'un long méso (5,5 °/₀).

9,2 fois sur cent elle présente un tel retrait qu'à moins de distension énorme et de conditions particulièrement favorables d'examen, on peut la dire inaccessible à la palpation.

66,2 fois sur cent (1) la palpation est possible avec des variations de difficulté qui dépendent :

1° Du volume de la vésicule ;

2° De l'épaisseur de la paroi abdominale et de sa souplesse ;

3° De l'orientation de la face inférieure du foie.

1. Saillantes de moins de 2 centimètres : 36,8 ; affleurantes : 18,4 ; faible retrait : 5,5 ; méso court : 5,5.

I. — La vésicule n'est pas perçue

Les crises douloureuses et les troubles digestifs cons-
tituent à eux seuls tout le syndrome, leur point de
départ, leurs irradiations vers l'épaule droite, leur exagération à la pression de la région cystique indiquent
seuls leur nature. Mais la douleur, nous l'avons vu, peut
prédominer à l'épigastre, et même être nettement gastrique, et d'autre part la pression du point cystique ne pas
éveiller une sensibilité particulière si toute la région
supérieure de l'abdomen est douloureuse, si surtout la
vésicule est profondément située, en retrait sur le bord
hépatique, séparée de la paroi abdominale par toute
l'épaisseur du foie. Si enfin chez un sujet gras, un pannicule adipeux important amortit encore la palpation.

1° Aussi s'explique-t-on que le diagnostic puisse
s'aiguiller sur une affection primitive de l'estomac et
cela d'autant plus facilement que par réflexes ou d'autres causes les sécrétions gastriques et en général toute
la physiologie de l'estomac sont modifiées sous l'influence des troubles hépatiques et spécialement de la
lithiase.

On pourrait citer de nombreux exemples de ces difficultés cliniques. Nous rappellerons simplement le cas
du malade de M. Parmentier : Les troubles gastriques
dominaient la scène à ce point que le diagnostic de
sténose pylorique fut posé et l'intervention chirurgicale décidée. Mais auparavant le malade fut envoyé à

la campagne. Au retour l'amélioration était si grande qu'on renonça à l'opération.

Mais les troubles digestifs reparaissent, un clinicien d'une autorité iudiscutable traite le malade pour dilatation d'estomac avec hyperchlorhydrie. Des semaines et des mois se passent, les douleurs augmentent, les digestions deviennent un supplice, d'ailleurs l'appétit disparaît, et quand le malade désespéré vient consulter M. Parmentier, il présente un cholécyste volumineux qui permet de faire le diagnostic.

2° Les douleurs de la colique vésiculaire peuvent aussi, par leur répétition, faire penser aux crises gastriques du tabès.

On notera cependant que les coliques vésiculaires ont en général des rapports assez précis avec l'heure du repas, leur importance, parfois leur composition et leur température (observation de B. de C...).

Une de nos malades faisait pourtant une exception très nette à cette règle et Camille Tronc (1) en parlant de la forme gastralgique des crises gastriques du tabès, dit qu'elle ressemble à s'y méprendre à une colique hépatique.

Le diagnostic en effet serait bien malaisé si l'on négligeait d'examiner les yeux et les réflexes du malade, car la crise tabétique peut affecter nettement le type hépatique et même s'accompagner d'ictère. Le malade qui fit l'objet d'une leçon clinique de notre maître le professeur Debove en est un exemple frappant :

1. Camille Tronc, Th, Paris, 1908.

On fit chez ce malade le diagnostic de colique hépatique et l'on réséqua la vésicule biliaire, puis celui du rein mobile et l'on fit une néphropexie (1).

Dans la thèse de Jolly (2) on trouve un cas semblable du D⁰ Deléage. Chez son malade les crises gastriques avaient si bien simulé la colique hépatique qu'il revenait chaque année faire une cure à Vichy. Un ictus laryngé fit reconnaître le tabès.

3° Certaines affections intestinales, telles que les crises d'entéro-colite muco-membraneuse, peuvent être aussi des causes d'erreur, d'autant que les douleurs comme les lésions peuvent dominer sur l'angle droit du côlon transverse, et que d'autre part la colique vésiculaire peut s'accompagner d'entéro-colite.

4° L'apparition de la douleur deux, trois ou quatre heures après le repas, son siège dans l'hypochondre droit, son exaspération par la pression dans l'hypochondre droit sont autant de signes qui peuvent se retrouver dans l'ulcère du duodénum.

M. Lœper dans son article du *Manuel des maladies du tube digestif*, fait remarquer d'une manière générale :

« Très important pour le diagnostic de l'ulcère est le signe tiré de la succession même, de l'intermittence et de la répétition des crises douloureuses (3). »

Mais sur le point très particulier que nous envisageons, cette répétition même des douleurs dans l'ulcère devient

---

1. *Journal des Praticiens*, 11 mars 1907.
2. Jolly. Thèse de Paris, 1906.
3. Debove, Achard et Castaigne, 1908, t. II, p. 264.

fort embarrassante puisqu'elle est un des caractères
essentiels de la douleur vésiculaire.

La difficulté peut s'accroître du fait que l'ictère n'est
pas un symptôme très rare de l'ulcère du duodénum (1)
et que son existence dans les antécédents du malade
peut ainsi faire penser à une colique vésiculaire succédant à une colique hépatique franche.

En somme avant l'apparition des grands symptômes
que sont les complications, en particulier l'hématémèse
ou une hémorragie abondante, on n'aura d'autres
moyens de diagnostiquer l'ulcère que dans l'examen
des matières fécales : l'examen microscopique, la disso-
lution des matières, le spectroscope, la réaction de
Weber permettront de déceler les hématies ou l'hémo-
globine. Et la constatation certaine d'une hémorragie
légère moins persistante fera pencher le diagnostic du
côté de l'ulcère du duodénum.

5° Enfin il est une maladie très rare qui doit pourtant
être citée à propos du diagnostic de la colique vésiculaire
dont elle rappelle l'allure : c'est l'anévrysme de l'artère
hépatique (2).

Il ne se traduit le plus souvent que par un symptôme :
la douleur, qui a pour caractère d'être intermittente,
de survenir par crises, d'affecter, dit Villandre qui en
a vu plusieurs cas, une certaine ressemblance avec la
colique hépatique.

Pourtant les irradiations manquent, la douleur reste
localisée à l'épigastre et à l'hypochondre droit.

1. *Eodem loco*, p. 262.
2. Villandre. *Archives générales de Chirurgie*, 25 février 1909.

En réalité le diagnostic est presque impossible, il n'a été fait qu'une seule fois pendant la vie par Kehr.

II. — Tumeur perceptible.

La tumeur sentie dans la région vésiculaire peut être :
Globuleuse,
Cylindrique ou piriforme,
Mobile grâce à l'existence d'un méso.

A) *Tumeur globuleuse*. — Si l'on perçoit nettement une tumeur arrondie, globuleuse, appliquée sur la face inférieure du foie, dont elle suit les mouvements, si l'on hésite à reconnaître en elle la vésicule biliaire, on pensera surtout à un *kyste hydatique*.

Il faudra peu se lier aux antécédents (voisinage de chiens, etc.) mais accorder plus d'importance aux petits signes des kystes hydatiques du professeur Dieulafoy (urticaires repétés, etc.) et à la réaction de Weinberg (déviations du complément par antigène et anticorps parasitaires). On comprend l'utilité de ces recherches en présence de certains cas. Notre malade, Mme R..., 35 ans 18, Gubler), était venue à l'hôpital Broussais pour un kyste hydatique reconnu en ville par son médecin. La forme, la situation et les dimensions, de même que la consistance pouvaient rappeler en effet celles d'un kyste hydatique. La tumeur sous-hépatique en s'affaissant de jour en jour et en disparaissant justifia le diagnostic de notre maître le professeur Gilbert. Un autre malade (n° 14, salle Lasègue) chez qui l'épaisseur excessive de la paroi rendait le palper très difficile avait été considéré comme atteint de cirrhose veineuse hypertrophique puis de kyste hydatique quand il vint à Broussais.

B) *Tumeur cylindrique ou piriforme.* — La tumeur sentie à la palpation, tout en occupant exactement la place de la vésicule peut encore laisser des doutes si l'on n'a pas exactement reconnu sa forme.

Une méprise peut en effet résulter de l'existence d'un lobe anormal du foie (prolongement linguiforme du lobe droit du foie).

Ce lobe qui peut d'ailleurs affecter la forme allongée de la vésicule est d'autant plus trompeur qu'on l'observe le plus souvent chez des malades atteints antérieurement de lithiase biliaire (1).

Pour Riedel ce prolongement doit son existence à des tractions qu'exercerait sur la glande hépatique une tumeur en voie d'augmentation. Cette tumeur six fois sur sept serait cholécystique et ceci diminue singulièrement l'importance de l'erreur à laquelle conduirait ce lobe anormal du foie, puisqu'en faisant prendre la conséquence de la tumeur pour la tumeur elle-même, elle ne permettrait pas de méconnaître l'état pathologique de la vésicule.

L'erreur même pratiquement se restreint davantage car il est peu probable que si l'on peut découvrir à la palpation le prolongement linguiforme, on ne trouve pas en même temps la vésicule au-dessous de lui.

Le diagnostic de cancer de la vésicule biliaire peut aussi se poser dans les mêmes conditions.

1. Cas de Gérard-Marchant. Société de Chirurgie, 3 juin 1896.

« Il donne le plus souvent naissance à une tumeur
« dure, *immobile*, ovoïde ou sphérique, lisse ou bosse-
« lée, petite ou volumineuse, située dans l'hypochondre
« droit, à la partie moyenne du rebord costal » (Gilbert et Hanot).

Cette distinction peut être d'autant plus délicate que
nous avons vu le cancer primitif de la vésicule survenir comme complications de la lithiase et qu'une malade souffrant de coliques vésiculaires peut présenter
un amaigrissement rapide et prononcé. L'éveil pourra
être donné par :

La consistance plus ferme de la vésicule ;

La moindre netteté de ses contours ;

L'œdème local de la paroi abdominale et, surtout
par l'évolution des crises et la reprise très rapide des
forces et de l'embonpoint quand cessent les périodes
douloureuses.

A) *Vésicule pourvue d'un méso* — Nous avons vu
que 5,5 fois sur cent la vésicule possède un méso de
plus de 1 cm. 1/2.

En général son aspect dans ces cas est un peu particulier : avec un bord inférieur convexe, un bord supé-
rieur concave, elle rappelle la forme d'une lampe romaine
dont le fond de la vésicule réprésenterait le réservoir
et le col vésiculaire l'anse.

Cette configuration particulière, la mobilité de la
vésicule dans ces cas, l'interposition possible et même
fréquente du côlon transverse entre la tumeur et le foie
créent souvent de réelles difficultés de diagnostic car
ces trois caractères affectés par la vésicule sont bien

ceux du rein mobile. Les erreurs sont possibles dans les deux sens :

On se rappelle l'observation célèbre que Trousseau cite dans ses *Cliniques* :

Une femme est examinée par plus de dix médecins, la plupart concluent à l'existence d'une tumeur maligne du foie, et il s'agissait d'une ectopie rénale.

La confusion est si facile que les auteurs ont multiplié les signes différentiels.

En réalité ni la forme (1), ni le siège exact de la tumeur (Trousseau), ni les caractères de mobilité, ni les connexions de la tumeur avec le foie (2), ni les caractères de la douleur ne sont des symptômes d'une certitude absolue.

Forme. — Nous venons de voir combien la forme de la vésicule peut être modifiée et s'éloigner du type piriforme dirigé à gauche et dépassant la ligne médiane, que décrit Fritz.

Nous trouvons encore dans la thèse de Calot (3) un exemple montrant à quelles difficultés peut se heurter le diagnostic. Il s'agit d'un malade de Kocher qui portait dans l'hypochondre droit une tumeur lisse, de la forme et de la taille d'un rein, à face antérieure concave, indolente à la pression, mobile ; c'était à s'y méprendre un rein ectopié et mobile ; l'opération révéla un cholécyste allongé, dilaté, calculeux.

1. Fritz. *Archiv. générales de médecine*, 1859.
2. Bouilly. Quatre agrégés.
3. Calot. *Cholécystectomie*. Th. Paris, 1890.

De même nous avons eu l'occasion d'observer dans le service du professeur Gilbert une jeune femme qui présentait dans le flanc et l'hypochondre droit une masse résistante, sensible à la pression, d'une certaine mobilité. La radiographie ne montrait qu'une ombre confuse, distante de la colonne vertébrale. Le diagnostic resta longtemps hésitant.

Siège. — Le siège exact de la tumeur est souvent très malaisé à définir.

« Il faut savoir que quand la vésicule est très dilatée, le côlon transverse s'interpose entre elle et le foie et qu'elle peut paraître former une tumeur distincte de la glande hépatique (1).

En réalité, il n'est pas toujours nécessaire que la vésicule soit très dilatée pour que ces difficultés se présentent. Nous en avons vu plusieurs cas dans le service de Broussais dont nous rapportons le plus typique à la fin de ce chapitre.

Fournié (2) a publié notamment une observation de rein droit mobile avec crises douloureuses ressemblant à des coliques hépatiques et dans laquelle la position de la vésicule ne put éclairer le diagnostic. On pensa à un cholécyste.

Connexions de la tumeur avec le foie. — Les connexions de la vésicule avec le foie peuvent être en effet

---

1. P. 159 de l'admirable *Manuel de diagnostic chirurgical* de Duplay, Rochard et Demoulin.

2. Fournié. *Revue méd. française et étrangère,* 6 janvier 1883. Du rein flottant au point de vue diagnostique.

complètement modifiées surtout si le cholécyste a acquis un certain volume.

Le professeur Denucé insiste sur cette difficulté (1) : « Une circonstance qui peut compliquer beaucoup le diagnostic est la présence d'une anse intestinale interposée entre la partie supérieure de la tumeur et la paroi abdominale. *La recherche du pédicule* devient impossible et entre la matité hépatique et celle de la tumeur on trouve une zone tympanique qui permet de croire la tumeur indépendante du foie. L'erreur est alors très difficile à éviter.

Mobilité. — On a insisté sur le caractère de la mobilité. La tumeur vésiculaire peut être mobile transversalement. « On peut lui imprimer souvent, dit Denucé (2), de légers déplacements latéraux.

Le rein ectopié est mobile dans le sens vertical ou plus exactement suivant une courbe dont le centre est à l'attache fixe du pédicule rénal ; mais ces observations ne se rapportent qu'aux faits dans lesquels la vésicule munie de méso est moyennement distendue et dans lesquels le rein ectopié a conservé sa parfaite mobilité. Or un rein mobile a pu se fixer en position sous-hépatique et il est des cas où la vésicule est tellement « ptosée » qu'on peut lui imprimer des mouvements d'abaissement et d'élévation. Il en était ainsi chez notre malade du n° 13, Gubler.

On a attaché encore de l'importance au *caractère*

1. Denucé, Th., 1886, p. 52.
2. Denucé, Th., 1886, p. 52.

spécial de la douleur à la pression dans le cas de rein mobile (1) et aux renseignements que donne *l'inspection de la région lombaire* correspondante à la tumeur ainsi qu'à sa palpation et à sa percussion (2).

Mais la *vacuité de la loge rénale* était pour Tillaux un fait difficile à affirmer (3). Un signe de grande présomption qu'une tumeur sentie dans le flanc est rénale, c'est le *ballottement* recherché d'après la méthode de Guyon.

C'est lui qui nous permit de faire le diagnostic dans l'un des cas les plus intéressants que nous ayions observés.

La malade était âgée de 29 ans (salle Gubler, n° 13) : en 1902, pendant sa première grossesse, elle fut prise de crises douloureuses avec vomissements. Mêmes accidents à l'occasion de sa seconde grossesse.

En 1908, nouvelle crise débutant brusquement vers minuit, crise qui dure trois heures pour s'arrêter brusquement ; la malade le lendemain matin était dans son état normal, sans aucun ictère.

Huit jours après, crise identique.

En mars 1909, mêmes accidents, un médecin appelé ne fait aucun diagnostic.

Puis les crises se succèdent de plus en plus fréquentes et le 22 septembre, la malade entre à Broussais. Les douleurs atténuées, nous examinons la malade et

---

1. *Le Lyonnais.* Th., 1896.
2. Tillaux. *Chirurgie Clinique*, p. 113.
3. Trousseau.

découvrons dans l'hypochondre droit une tumeur de 10 centimètres environ, dont la forme rappelait confusément celle d'un rein. Sa consistance était ferme, sa surface lisse. Elle était surtout d'une mobilité étrange et tombait vers le flanc déclive quand on faisait coucher la malade sur le côté. Elle suivait avec plus de facilité encore les mouvements qu'on lui imprimait dans tous les sens. Les efforts de toux l'abaissaient. Par le palper bimanuel de la région lombaire droite, on la saisissait tout entière. On aurait pu croire à un rein flottant, mais le ballottement rénal n'existait pas ; ni dans l'histoire actuelle, ni dans les antécédents, on ne trouvait de troubles urinaires. La malade se rappelait au contraire des troubles digestifs et même un ictère. Elle fut mise au régime et au traitement de la colique vésiculaire et observée attentivement. Rien dans la courbe des urines ne se produisit d'anormal, tandis que la tumeur s'affaissait progressivement pour disparaître complètement au bout d'un mois.

Pourtant le ballottement rénal ou plutôt « lombo-abdominal » pourrait s'observer parfois aussi dans les cas de tumeur vésiculaire (1). Guéniot en cite une observation et rappelle le cas de Schwartz (2) et celui de Gérard-Marchant (3).

L'examen du sang peut aussi fournir des indications utiles, la cholémie devant faire pencher le diagnostic vers la colique vésiculaire.

1. Guéniot. Th. Paris, 1903.
2. Schwartz. Soc. de Chirurgie, 1896, p. 382.
3. Gérard-Marchant. Soc. de Chirurgie, 1896, p. 391.

Il n'y a pas bien longtemps encore que les cliniciens désirant pousser plus loin leur diagnostic, précisaient la nature du contenu vésiculaire par une ponction.

Denucé fit ressortir (1) l'inutilité et le danger de cette méthode à laquelle on a renoncé complètement.

« Nous ne la préconisons qu'à ciel ouvert », dit Schwartz (2).

Nous venons de passer en revue les principales conditions dans lesquelles peut se présenter le diagnostic de la colique vésiculaire. Les difficultés auxquelles il peut donner lieu nous ont montré la valeur du cholécyste dans l'interprétation du complexus symptomatique.

Le cholécyste, a l'habitude de dire notre maître M. le professeur Gilbert, est le seul signe physique de la colique vésiculaire.

Il est à la colique vésiculaire ce que l'ictère est à la colique hépatique classique, ce que la dilatation d'estomac avec péristaltisme est à la sténose du pylore.

1. Denucé. Th., 1886, p. 83.
2. Schwartz. *Chirurgie du foie*, p. 161

CHAPITRE VIII

Traitement

De tous les problèmes que pose la thérapeutique aucun peut-être n'est à la fois plus délicat et plus intéressant que le traitement de la colique vésiculaire. Il est en effet à la limite de l'action chirurgicale et de l'action médicale. Nulle part la médecine et la chirurgie ne font valoir de part et d'autre autant de droits, nulle part aussi, elles ne peuvent combiner leur action avec plus de profit.

Pour discuter utilement ces indications pour les préciser dans leurs détails, pour exposer les ressources que l'art médical offre à la colique vésiculaire, il est nécessaire de diviser la question et d'envisager la conduite à tenir aux différentes étapes, et dans les diverses complications de la maladie.

§ 1. — Traitement médical.

A. — *Traitement des crises douloureuses.* — 1° Classiquement le traitement des crises douloureuses de la colique hépatique consiste dans *l'injection hypodermique de chlorhydrate de morphine* à la dose de 1 à 2 centigrammes.

Certains auteurs la proscrivent : elle s'opposerait à la progression des calculs par suppression des contractions des parois :

« En principe je n'en suis pas partisan, dit le profes« seur Robin (1), parce que je ne suis pas certain qu'elle
« n'arrête pas la migration des calculs et je réserve ce
« médicament pour les cas extrèmement douloureux... »

D'autres auteurs au contraire l'estiment bonne parce qu'elle leur paraît relâcher le spasme qui retient le calcul ou le pousse vers le col.

« Il est indéniable que fréquemment joignant à son
« action sur le symptôme douleur une véritable action
« curative sur la crise, elle fait cesser d'emblée tout acci« dent et procure au malade le retour immédiat à la
« santé. »

« Ce fait suffit à établir la haute valeur thérapeutique
« de la piqûre de morphine et de la médication anti« spasmodique en général » (2).

Comme précisément les douleurs de la colique vésiculaire sont en général moins douloureuses que les coliques classiques, on pourra dans certains cas s'adresser à la médication conseillée par le professeur Robin.

```
Bromure de potassium . . . . .      6 gr.
Chlorhydrate de morphine   }
Extrait aqueux de belladone}  ãã .  0 gr. 05
Sirop d'éther . . . . . . . . .     30 gr.
Hydrolat de valériane . . . . . 110 gr.
Eau de laurier-cerise . . . . .     10 gr.
```

1. Robin. *Bull. thérapeutique*, 23 fév. 1907.
2. Gilbert, Carnot et Jomier. Congrès de Genève, 1908.

Une cuillerée toutes les demi-heures jusqu'à concurrence de 3 ou 4 doses.

Le professeur Surmont de Lille emploie à toutes petites doses le salicylate de soude qui possède une action sédative marquée.

Le professeur Gilbert préfère la voie rectale ou hypodermique en raison de la fréquence des nausées et des vomissements : suppositoires belladonés ou opiacés et surtout lavements d'opium et d'analgésine.

Il met entre les mains du malade des paquets d'analgésine de 0 gr. 50 chaque et du laudanum de Sydenham, et l'autorise à employer pour la préparation du lavement qu'il devra se faire administrer dès le début du paroxysme douloureux de 2 à 3 paquets d'analgésine jusqu'à 7 ou 8 paquets, de X à XX gouttes de laudanum jusqu'à XL gouttes.

Il conseille de recourir aux doses les plus faibles et de s'y tenir au cas où elles donneront des résultats. Sinon, le malade fera appel à des doses de plus en plus fortes dans les limites indiquées. Si un seul lavement ne suffit pas à calmer la douleur, il pourra après deux ou trois heures s'en faire administrer un second.

B. — *Traitement spécial de la colique vésiculaire.* — Contrairement à la colique hépatique ordinaire qui, déterminée dans la règle par de petits calculs susceptibles de « migrer », relève de la médication cholagogue, *la colique vésiculaire n'admet pas les cholagues.* Il semble en effet (Pr Gilbert) que sauf exception les calculs vésiculaires trop volumineux ne puissent pas plus être ex-

pulsés dans des crises thérapeutiquement provoquées
que spontanément développées.

Dans la colique vésiculaire, au lieu de chercher l'évacuation, la thérapeutique vise la *rétention* de s calculs
trop volumineux pour être expulsés.

Il faudra éviter les migrations et immobiliser si possible les calculs, dit aussi le professeur Robin, quand
les calculs sont très gros, quand par exemple le palper
fait découvrir la présence d'une grosse masse calculeuse dans la vésicule.

Il faudra alors :

1° Opposer une alimentation et une médication restrictives de la sécrétion biliaire (médication antichola-
gogue) ;

2° Éviter les causes occasionnelles créatrices des
crises.

1° Opposer une alimentation et une médication
restrictives de la sécrétion biliaire.

Régime exclusif de lait écrémé pris par petites frac-
tions souvent répétées (Gilbert). « On sait que si à l'état
« normal, la sécrétion de la bile chez l'homme est con-
« tinue, son écoulement est intermittent, la vésicule
« biliaire se remplissant dans l'intervalle des repas
« puis se vidant à un temps déterminé de la digestion.
« Il y a lieu de penser que sous l'influence de l'alimen-
« tation continue que nous conseillons à nos malades,
« le physisme de la vésicule se modifie, l'écoulement
« de la bile devenant continu à la façon de la digestion

« elle-même (1). Cette hypothèse est d'autant plus plausi-
« ble que chez les herbivores qui s'alimentent constam-
« ment, la vésicule, ainsi que nous avons pu le cons-
« tater à maintes reprises, est presque toujours vide.
« On conçoit aisément l'heureux effet que doit avoir,
« sur la production des crises vésiculaires, un régime
« qui a pour conséquence la cessation des alternatives
« de réplétion et de vacuité de la vésicule biliaire et
« qui amène aussi son immobilisation, celle-ci entraî-
« nant le non-déplacement des calculs et se montrant
« propice à la sédation de l'inflammation et de l'irri-
« tabilité vésiculaire (2). »

2° Éviter les causes occasionnelles créatrices
des crises.

Le repos au lit rigoureusement exigé suivant les prescriptions du professeur Gilbert concourt à produire le
même effet essentiel que le régime, à savoir : l'immobilisation de la vésicule avec les conséquences qu'elle
comporte.

Cette immobilisation sera encore maintenue par les
applications chaudes, humides, émollientes, sur la région
vésiculaire (maillot humide), les bains simples chauds
prolongés, les bains dits de « Plombières ».

Les cholagogues seront écartés, de même que les

1. Voir notre chapitre de Physiologie, p. 19.
2. Gilbert. Congrès de Genève, tirage à part, p. 24.

purgatifs autant que possible ; les suppositoires et les lavements sont préférables, encore qu'ils soient capables d'impressionner la vésicule biliaire.

C. — *Soins à donner après la crise.* — La crise terminée, dit le professeur Gilbert, on sera dans l'obligation de condamner le malade à la diète lactée pendant quelque temps encore. On le fera en raison de l'atteinte profonde qu'apporte au fonctionnement du foie la moindre colique hépatique.

MM. Gilbert et Castaigne ont observé chez des lithiasiques biliaires au moment de la crise des signes d'anhépatie qui se traduisirent notamment par de l'hypoazoturie, par la glycosurie alimentaire, par l'élimination intermittente du bleu de méthylène, par l'acholie, des matières en dehors de tout ictère.

MM. Gilbert et Weill ont de même montré dans deux cas de diabète par hyperhépatie l'influence de la colique hépatique sur la glycosurie. Cette action de la colique hépatique sur les cellules du foie est d'ordre réflexe comme l'action de la colique néphrétique sur l'anurie.

Pour nous rendre compte expérimentalement de l'état du foie à la suite d'un ébranlement nerveux tel que celui que peut déterminer la colique hépatique, nous nous sommes demandé si l'on ne pouvait établir une analogie entre l'excitation mécanique qu'elle représente et l'excitation électrique.

Pour ces expériences nous avons choisi des lapins bien portants, de 2 à 3 kilos, et nous nous sommes servis d'une petite pile électrique qu'on emploie couramment dans les services de médecine pour le traitement

des paralysies. Le courant faradique employé a été toujours de même intensité.

Ce que nous avons fait varier c'est la durée de l'électrisation d'une part et d'autre part le point d'application des électrodes.

Ce point d'application fut tantôt le parenchyme hépatique dans l'épaisseur auquel nous plongions des aiguil-
les de platine servant d'électrodes, et les précautions
d'asepsie qu'il était facile de prendre nous permirent
de renouveler plusieurs fois l'expérience sur le même
lapin. Tantôt nous électrisions directement les voies biliaires extra-hépatiques. Disons immédiatement que
l'électrisation des voies biliaires extra-hépatiques et
l'électrisation du tissu hépatique nous donnèrent des
résultats concordants. Mais les variations de temps en-
traînèrent des variations considérables dans l'élimination de *l'urée*, la seule substance sur laquelle nos recherches aient pu porter avec certitude.

Nous recueillions les urines à la sonde immédiatement
avant, puis une demi-heure ou une heure après l'électrisation.

I. — *Au-dessous de 10 minutes*

A. — Paren-chyme hé-patique...	3 minutes	avant	13 gr. 155 au litre.	
		après (1/2 h.)	18 gr. 067	»
	5 minutes	avant	5 gr. 50	15 cc. d'ur.
		après (1 h.)	12 gr. 38	12 »
B. — Voies biliaires..	10 minutes	avant	14 gr. 66	20 cc. »
		après (1 h.)	17 gr. 16	18 »

II. — *Au-dessus de 10 minutes*

A. — Paren-chyme hé-patique...	20 minutes	avant 15 gr. 75	
		après 10 gr. 15	
	20 minutes	avant 19 gr. 05	
		après 7 gr. 60	
	20 minutes	avant 12 gr. 70	17 cc. d'urine.
		après 7 gr. 60	15 »
	20 minutes	avant 12 gr. 70	25 cc. »
		après 8 gr. 10	23 »
B. — Voies biliaires..	15 minutes	avant 20 gr. 30	19 cc. »
		après 17 gr. 80	16 »

De ces quelques chiffres on peut conclure, semble-t-il, qu'une excitation électrique de faible durée exagère la formation et l'élimination de l'urée et peut-être, peut-on dire par extension, les fonctions hépatiques. Mais au delà d'une certaine limite l'excitation, au lieu de renforcer la fonction, la déprime et dans la mesure où il est permis de transporter l'expérimentation à l'interprétation des faits cliniques, on pourrait dire : une excitation rapide et passagère des voies biliaires, une colique hépatique de très courte durée peut être suivie d'une exagération des fonctions hépatiques du syndrome d'hyperhépatie.

Une excitation prolongée comme celle de la colique vésiculaire entraîne une diminution des fonctions hépatiques : le syndrome d'*hypohépatie*.

Cet état d'hypohépatie réflexe survit plus ou moins à la crise douloureuse et c'est ainsi que la glycosurie alimentaire dans les cas étudiés par MM. Gilbert et Castaigne ne cessa d'être positive qu'à partir du sixième jour après la crise.

« Chez certains sujets même, la colique hépatique
« semble être le point de départ du diabète sucré par
« anhépatie chronique. Ajoutons enfin que l'alimenta-
« tion trop copieuse a paru en certains cas réveiller
« les crises douloureuses (Dufourt). Pour toutes ces rai-
« sons, nous conseillons, comme M. Linossier, de ne
« songer à revenir à l'alimentation habituelle qu'après
« maintien pendant quelque temps du malade au lait ;
« on permettra ensuite des bouillies, puis des potages
« maigres, puis des purées de légumes et on arrivera
« ainsi progressivement au régime complet des pré-
« lithiasiques. »

§ 2. — Traitement chirurgical.

Il y a des cas où le traitement chirurgical s'impose d'urgence. Il y en a d'autres, où il doit intervenir à froid. D'autres enfin où il est à discuter.

A) *Cas d'urgence.* — Sans parler des perforations de vésicule calculeuse pour lesquelles l'opération immédiate arrive quelquefois trop tard (Kœrte (1) a vu mourir deux malades, bien que l'opération eût été tentée dans les premières vingt-quatre heures), nous envisagerons surtout les cas de cholécystites suraiguës.

« Avec une crise grave, dit le professeur Quénu, et la

1. Soc. de méd. interne à Berlin, 19 janvier 1903.

« gravité est annoncée à la fois par l'intensité des signes
« locaux et généraux, l'intervention peut devenir
« urgente. L'acuité et la brusquerie du début, l'inten-
« sité particulière de la douleur, la tuméfaction rapide
« et importante de la vésicule, sont des signes locaux
« qui signifient d'habitude crise grave et justifient l'opé-
« ration immédiate. L'intensité grande du frisson ini-
« tial, la teinte subictérique généralisée, la diarrhée,
« l'oligurie, sont des signes généraux de la même
« valeur. »

Le professeur Chauffard (1) n'est pas moins catégori-
que : Le grand infecté ne peut pas attendre et le drainage biliaire reste sa seule planche de salut.

B) *Cas d'intervention à froid*. — Pour Deaver, quand
une cholécystite ne cède pas à un judicieux traitement
de trente-six à quarante-huit heures, le plus sûr est d'ou-
vrir la vésicule et l'indication est d'autant plus impérieuse que les commémoratifs ont fait présumer l'existence de calculs. « Néanmoins, ajoute le professeur
« Quénu, quand l'examen du sang, la courbe thermomé-
« trique, l'état du pouls, la localisation de la douleur,
« l'état du ventre, l'état général, le facies font présumer
« qu'il ne s'agit pas d'un empyème aigu ou d'une cho-
« lécystite gangreneuse ou perforante, l'urgence dispa-
« raît ; on peut, comme on le ferait pour une appendi-
« cite de moyenne intensité, chercher à *refroidir la*
« *lésion*. »

« Nous nous rencontrons avec Kehr pour conseiller
l'expectative en pareil cas. »

1. Chauffard. *Semaine médicale*, 1904.

C) *Cas discutés. — Cas médicaux.* — L'accord est donc unanime en ce qui concerne les cholécystites aiguës.

La question se complique pour les cholécystites chroniques dont certains auteurs ne séparent pas encore la colique vésiculaire.

α) S'il s'agit d'empyème chronique, reconnaissable, dit le professeur Quénu, à la persistance de la sensibilité spontanée, malgré toutes les thérapeutiques employées, douleur qu'exagère la pression au point cystique, l'indication est formelle (professeur Quénu, Mayo-Robson, Körte, Kehr, etc.).

β) *Hydropisie de la vésicule.* — D'après le professeur Quénu, « la plupart des chirurgiens considèrent que « l'hydropisie vésiculaire même sans grandes douleurs « mérite une intervention chirurgicale. »

Kehr l'admet aussi dans la plupart des cas ; « dans « ceux exceptionnels où l'hydropisie stérile donne peu « de symptômes, le patient peut garder sa vésicule jus- « qu'à ce que les douleurs s'*installent et se prolongent.* »

Pour Mongour et Kœrte, l'hydropisie vésiculaire ne serait qu'une indication relative.

γ) *Cholécystite chronique simple.* — (Avec laquelle le professeur Quénu confond systématiquement la colique vésiculaire.)

S'il est très avéré, dit Lejars (1), que la vésicule contient des calculs, si les calculs provoquent des accidents douloureux, des fausses coliques sans expulsion, on ne gagnera rien à attendre la répétition de crises,

1. Lejars. *Semaine médicale*, 1902, p. 384.

on n'y gagnera que la mauvaise chance d'une obstruction secondaire de gros canaux.

« Est-ce à dire (1) qu'il faille opérer toutes les cholé-« cystites chroniques ? En aucune manière, et on peut « accepter pour elles l'épithète d'*indications relatives* « que leur donne Kehr. »

Le diagnostic de l'intervention pourra se baser sur les résultats de l'administration de l'huile de ricin (Kehr).

On en donne une large dose au malade. Si dans la suite la sensibilité vésiculaire disparaît, on aurait le droit d'espérer. Si la sensibilité persiste, les chances d'apaisement seraient faibles.

Mais on se basera surtout :

1° Sur l'atteinte portée à l'état général ;

2° Sur la répétition des paroxysmes douloureux ;

3° Sur l'entrave apportée par de tels accidents à l'exercice d'une profession ;

4° Et aussi et surtout sur l'échec du traitement médical et des cures hydrominérales.

De fait « l'intervention chirurgicale (2) dans le cas « de colique vésiculaire peut presque toujours être évi-« tée. Pour parvenir à ce résultat il faut non se propo-« ser... de *rendre la vésicule tolérante pour les calculs*. « C'est d'ailleurs selon ce mode que les lithiasiques « guérissent presque toujours. Ce visant on ne fait « donc que suivre la voie indiquée par la nature. »

1. Professeur Quénu. *loco citato*, p. 691.
2. P. Gilbert. *Congrès de médecine*, 1900.

Nous ne ferons que citer les conclusions de Deaver (1) qui est d'avis d'enlever les calculs dans les cas où leur existence est démontrée et des Fruehoperateuren dont parle Kehr.

Riedel (2) trouve une indication opératoire suffisante dans le simple diagnostic d'une lithiase vésiculaire.

Telles sont les indications opératoires qui ont été discutées à propos de la colique vésiculaire. Les détails du traitement chirurgical et le manuel opératoire sortent du cadre de ce travail (3).

§ 3. — Traitement diététique et hydrominéral.

La crise douloureuse apaisée, « la tolérance vésiculaire » obtenue, il faudra éviter le réveil du syndrome en prescrivant au malade un ensemble de précautions relatives à l'hygiène et au régime alimentaire.

A) *Hygiène*. — On conseillera un exercice modéré et régulier, la suppression de toute constriction de la taille et notamment du corset chez la femme.

« Nous nous efforcerons de le remplacer sinon par « une brassière à laquelle devront s'attacher les vête- « ments et par une ceinture faisant sangle abdominale,

1. Deaver. *Indications for surgical intervention in infections of biliary tract*. Chicago, 1906.

2. Riedel. *Mittheil aus den Grenz geb. der med. und chir.*, 1899, IV, p. 565.

3. V. Pantaloni. *Chirurgie du foie et des voies biliaires*, notamment p. 327 pour la « Calculose de la vésicule et du cystique », et p. 417. Lejars, Quénu, Quénu et Duval, etc.

« qui ne seront pas communément acceptées, du moins
« par un corset hygiénique soutenant l'hypogastre et
« dégageant la partie supérieure de l'abdomen (1). »

Les frictions matinales sur toute la surface du corps
et le massage général devront épargner tout le flanc
et l'hypochondre droits.

B) *Régime.* — Nous avons indiqué le régime prescrit
par le professeur Gilbert.

Le professeur Robin (2) recommande aussi une alimentation modérée en quantité avec prédominance des aliments végétaux sur les aliments animaux. « On intro-
duira dans cette alimentation certains légumes dont
l'empirisme a reconnu l'utilité et dont Van Swieten a
donné la liste ; ce sont : les raves, les navets, la chicorée,
les carottes, les pissenlits, le cresson. On y ajoutera
les pommes de terre dont les cendres sont alcalines. »

On n'autorisera que peu de corps gras et d'œufs.

Il faudra surveiller les fonctions digestives, traiter les
moindres troubles gastriques. En cas de constipation
on évitera toujours les purgatifs cholagogues. Nous
avons vu que les suppositoires et les lavements étaient
préférables pour éviter de réveiller les coliques.

C) *Cures hydrominérales.* — Parfois enfin il y aura
lieu de conseiller aux malades une cure hydrominérale.

La cure à domicile indiquée par le professeur Robin (2)
pour les coliques hépatiques classiques ne s'applique
pas aux coliques vésiculaires.

1. Pr Gilbert, Carnot et Jomier. *Loc. cit.*
2. Pr Robin. *Bull. Thérapeutique*, 1907.

C'est la *cure sur place* qui convient le mieux.

Nombreuses d'ailleurs sont les eaux dont on vante la puissance thérapeutique dans les maladies du foie et spécialement dans la lithiase.

On peut les diviser en 4 groupes :

Les alcalines ;

Les sulfatées calciques ;

Les chlorurées sodiques ;

Les aminérales ou eaux de lavage.

α) Les chlorurées sodiques froides comme Homburg et Montecatini ont à dose suffisante une action nettement laxative et même purgative et peuvent déterminer du côté des voies biliaires des réflexes violents. Par là elles doivent être écartées du traitement de la colique vésiculaire.

Les chlorurées tièdes du type Châtel-Guyon auraient moins d'inconvénient.

β) Parmi les sulfatées calciques, les unes fortes (type Contrexéville et Martigny) ne peuvent être admises que dans les formes très légères de gravelle biliaire et non par conséquent dans le cas de gros calculs incapables de migrer ; les autres (type Vittel, Grande Source), excellentes dans les mêmes circonstances, peuvent être utilisées dans certaines formes peu irritables de colique vésiculaire.

γ) On peut rapprocher des eaux de Vittel celles de Capvern, d'Aulus et surtout les « aminérales » d'Évian dont on a dit qu'elles sont des eaux de lavage plus riches par ce qu'elles *emportent* que par ce qu'elles *apportent* (professeur Landouzy).

Parturier

c) Mais en réalité, il est de notion vulgaire que les eaux alcalines représentent le grand traitement hydrominéral de la lithiase biliaire, et tout le problème consiste à déterminer quelles formes de colique vésiculaire seront susceptibles d'un pareil traitement et à quelles stations l'on pourra les envoyer.

Billing (1) se montre un fervent partisan des cures alcalines. « On peut conseiller Carlsbad, dit-il, quand on « a vu un célèbre chirurgien qui, deux ans auparavant, « avait opéré son père de calculs biliaires et qui fut pris « ensuite lui-même de lithiase : au lieu de subir lui- « même une opération, il alla à Carlsbad. »

Pour le professeur Gilbert, les cures hydrominérales à la condition d'être dirigées avec une extrême prudence, pourront produire une sédation remarquable ; à Vichy en particulier, depuis que l'on a abandonné l'usage de la source trop *remuante* de la Grande-Grille, depuis que l'on a diminué la dose d'eau ingérée et que l'on est revenu à la pratique des bains thermaux proongés, les crises provoquées sont devenues très rares et les résultats sédatifs excellents (Linossier).

Tout en reconnaissant les éminentes qualités des eaux de Carlsbad et les services qu'elles peuvent rendre dans la lithiase biliaire simple, nous les considérons comme susceptibles de mériter avec plus de raison encore que la « Grande-Grille » le reproche d'être trop « remuantes ».

Dans la gamme si étendue des Sources de Vichy au

1. Billing. *Transact. of the Chicago Surg. Soc.*, 1903.

contraire, on peut choisir des eaux sédatives telles que celles de Chomel qui, tout en relâchant le spasme des voies biliaires, rendront tolérante la vésicule.

Il est remarquable d'ailleurs de comparer le mode actuel d'administration des eaux aux prescriptions anciennes dans la colique hépatique.

Il y a seulement quelques années les médecins de Vichy semblaient rechercher plutôt qu'ils n'évitaient l'apparition des coliques pendant la cure.

Elles traduisaient l'expulsion de calculs qui paraissait le résultat le plus désirable.

Actuellement, surtout depuis les travaux du profes seur Gilbert, on sait que certaines formes de lithiase réclament un traitement tout à fait prudent, mais par extension la règle s'est généralisée de diriger le traitement hydro-minéral de telle manière qu'il ne réveille pas les crises douloureuses.

Si bien que pour la lithiase classique et pour la colique vésiculaire, la marche générale de la cure est la même avec le même objectif de sédation.

CONCLUSION

1º La colique vésiculaire est une syndrome bien individualisé, se distinguant cliniquement : a) *de la colique hépatique* par :

La répétition des crises douloureuses ;

L'absence d'ictère ;

L'absence de calculs dans les selles.

b) *De la cholécystite* par l'absence ou le caractère passager de la fièvre, l'état du sang.

Souvent sa symptomatologie est fruste, et elle pourrait être confondue avec toutes les gastralgies si l'on n'avait soin d'examiner attentivement la région vésiculaire.

2ª La constatation d'une tumeur vésiculaire, d'un cholécyste, fixe le diagnostic, mais ce signe peut manquer :

a) Par atrophie de la vésicule ;

b) Par épaisseur excessive de la paroi abdominale ;

c) Par l'orientation trop oblique de la face inférieure du foie ;

d) Par la situation de la vésicule trop en retrait sur le bord antérieur du foie.

La radiographie ne donne que des renseignements encore insuffisants.

3° Constituée anatomiquement par la présence de gros calculs ou du moins de calculs incapables de migrer, la colique vésiculaire ne peut trouver sa guérison que dans deux éventualités :

La tolérance vésiculaire obtenue par les moyens médicaux ;

Et si cette tolérance ne peut être réalisée, la suppression chirurgicale de la cause des accidents : des calculs ou même de la vésicule.

A. MALOINE Éditeur, 25-27, rue de l'Ecole-de-Médecine, Paris.

IMPRIMERIE SPÉCIALE DE LA LIBRAIRIE A. MALOINE